PAN y mantequilla

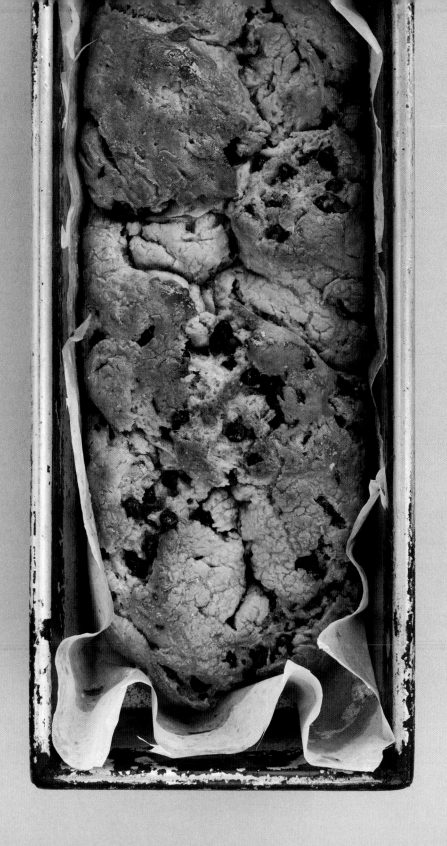

erin mckenna

fundadora de BabyCakes NYC

PAN
y mantequilla

Recetas veganas sin gluten para llenar

tu cesta del pan

Fotografías de Davide Luciano y Clarke Tolton

Editorial EJ Juventud

Provença, 101 – 08029 Barcelona

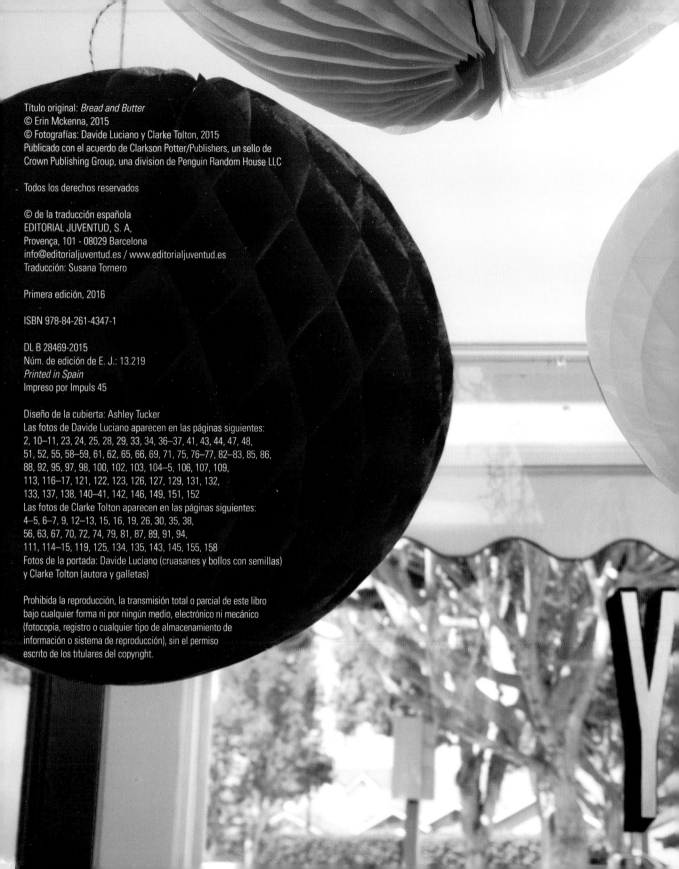

Título original: *Bread and Butter*
© Erin Mckenna, 2015
© Fotografías: Davide Luciano y Clarke Tolton, 2015
Publicado con el acuerdo de Clarkson Potter/Publishers, un sello de
Crown Publishing Group, una division de Penguin Random House LLC

© de la traducción española
EDITORIAL JUVENTUD, S. A,
Provença, 101 - 08029 Barcelona
info@editorialjuventud.es / www.editorialjuventud.es
Traducción: Susana Tornero

Primera edición, 2016

ISBN 978-84-261-4347-1

DL B 28469-2015
Núm. de edición de E. J.: 13.219
Printed in Spain
Impreso por Impuls 45

Diseño de la cubierta: Ashley Tucker
Las fotos de Davide Luciano aparecen en las páginas siguientes:
2, 10–11, 23, 24, 25, 28, 29, 33, 34, 36–37, 41, 43, 44, 47, 48,
51, 52, 55, 58–59, 61, 62, 65, 66, 69, 71, 75, 76–77, 82–83, 85, 86,
88, 92, 95, 97, 98, 100, 102, 103, 104–5, 106, 107, 109,
113, 116–17, 121, 122, 123, 126, 127, 129, 131, 132,
133, 137, 138, 140–41, 142, 146, 149, 151, 152
Las fotos de Clarke Tolton aparecen en las páginas siguientes:
4–5, 6–7, 9, 12–13, 15, 16, 19, 26, 30, 35, 38,
56, 63, 67, 70, 72, 74, 79, 81, 87, 89, 91, 94,
111, 114–15, 119, 125, 134, 135, 143, 145, 155, 158
Fotos de la portada: Davide Luciano (cruasanes y bollos con semillas)
y Clarke Tolton (autora y galletas)

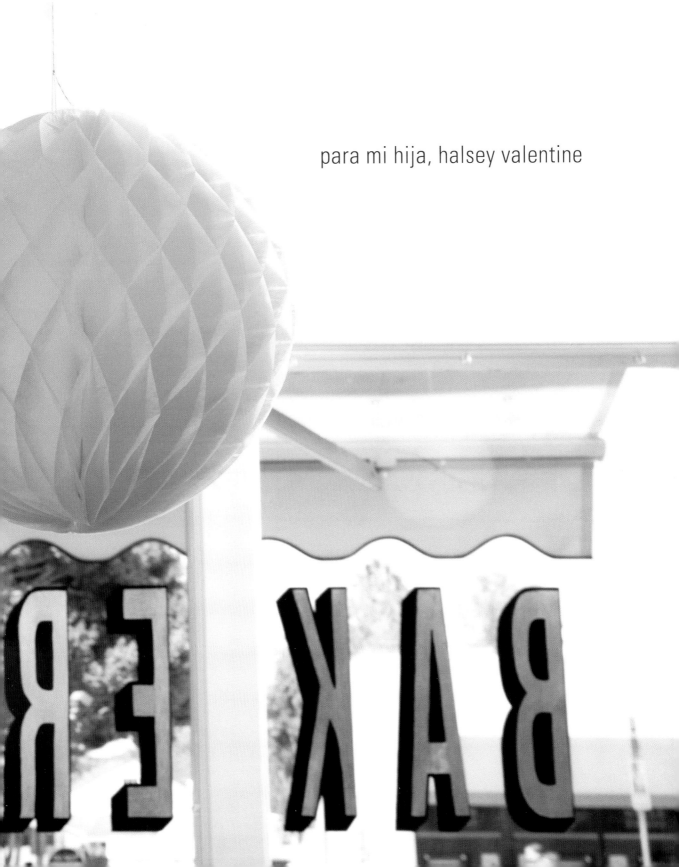

para mi hija, halsey valentine

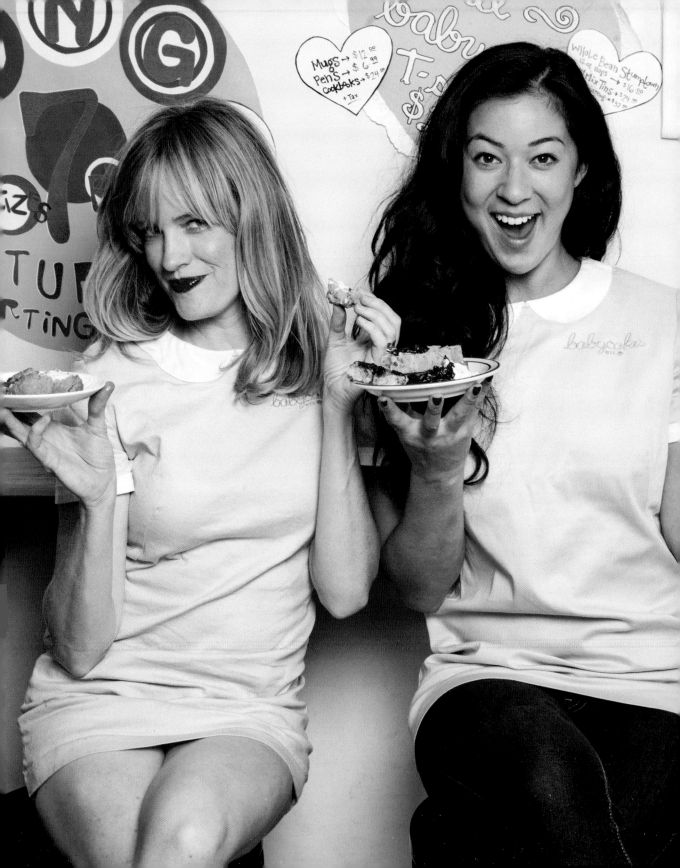

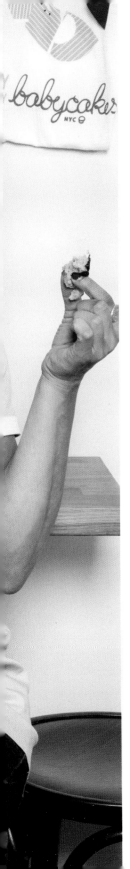

contenido

Prólogo de **David Lebovitz**

Mi primera visita a BabyCakes fue para una cita con un amigo que vivía en Nueva York y que contaba maravillas del lugar. Siempre dispuesto a probar un nuevo lugar de dulces, me dirigí al Lower East Side. Por desgracia, me perdí sin remedio por esa zona de Manhattan donde las calles ya no van numeradas, sino por nombres. Después de salir del metro, deambular un rato por allí y acabar en la base del puente de Williamsburg, empecé a perder la esperanza.

Pero cuando lo que está en juego es una *bakery*, me obligo a perseverar. Cuando por fin entré en el hogareño establecimiento de BabyCakes, me pareció entrar en una distorsión del espacio tiempo. Unas dependientas vestidas con trajes ceñidos y sugerentes, estilo cafetería de los años 50, llenaban grandes tazas de café, bandejas de cupcakes con grandes remolinos de glaseado atestaban los expositores, y los donuts al horno eran tan perfectos que igualaban a sus equivalentes fritos (¡entonces entendí cómo aquellas mujeres podían meterse dentro de unos uniformes tan estrechos!). Y Erin McKenna estaba en la cocina, haciendo esponjar su negocio a través de hornadas y más hornadas de pastelitos y otras delicias.

Me senté en el mostrador con mi amigo y luchamos por cada migaja y cada trozo de glaseado que quedó en nuestros platos. Desde aquel día, BabyCakes es uno de mis lugares de «parada obligatoria» cuando visito la ciudad. Aunque no soy alérgico al gluten, me fascina la agradable sensación que experimento cada vez que entro en la tienda (ya incluso aquella primera vez) que me hace sentirme a gusto de inmediato. Y además he ido allí tantas veces que casi he memorizado el camino. Es siempre un placer atravesar esa puerta, ahora ya tan familiar,

y ver a Erin sonriendo en la panadería, presidiendo sus vitrinas rebosantes de exquisiteces. Pero no solo de pasteles vive el hombre (o la mujer), a pesar de haberme planteado intentarlo.

El pan es la materia de la vida, y me encanta que Erin haya creado este surtido de panes y bollos salados no solo para los que no comen gluten, sino para todos los que disfrutan de la buena comida, sin aditivos y recién hecha, tanto como yo. Al revisar estas recetas, voy a parar a una de muffins ingleses caseros (pág. 38), e inmediatamente me he dirigido a toda velocidad a mi cocina (tras un breve viaje a la tienda de productos naturales cercana), para buscar los ingredientes. Porque, bueno, ¿quién dejaría pasar la oportunidad de comer un muffin inglés recién horneado, bien untado de mermelada? (Desde luego, nadie que yo conozca.)

Medí y mezclé los ingredientes, dejé levar la masa, y luego los freí en la cocina, inclinando la sartén para conseguir ese aroma de levadura imposible de imitar. Y por una vez, realmente me sentí feliz de estar perdido. Perdido en el aroma de la masa frita. Sinceramente, no podía esperar a que estuvieran hechos. En cuanto el primero de los muffins salió del horno, lo partí por la mitad, lo unté de mermelada de albaricoque casera, y me sentí exultante. Estaban perfectos.

No es necesario ser intolerante al gluten para apreciar los panes confeccionados con la galaxia de granos que existen más allá del mundo del trigo. Como vivo a unos cuantos miles de kilómetros de la panadería de Erin, me encanta poder hornear sus recetas con el libro *Pan y mantequilla* en mi cocina. Así puedo hacer una breve visita a BabyCakes siempre que quiero… y además guiado por unas sencillas instrucciones.

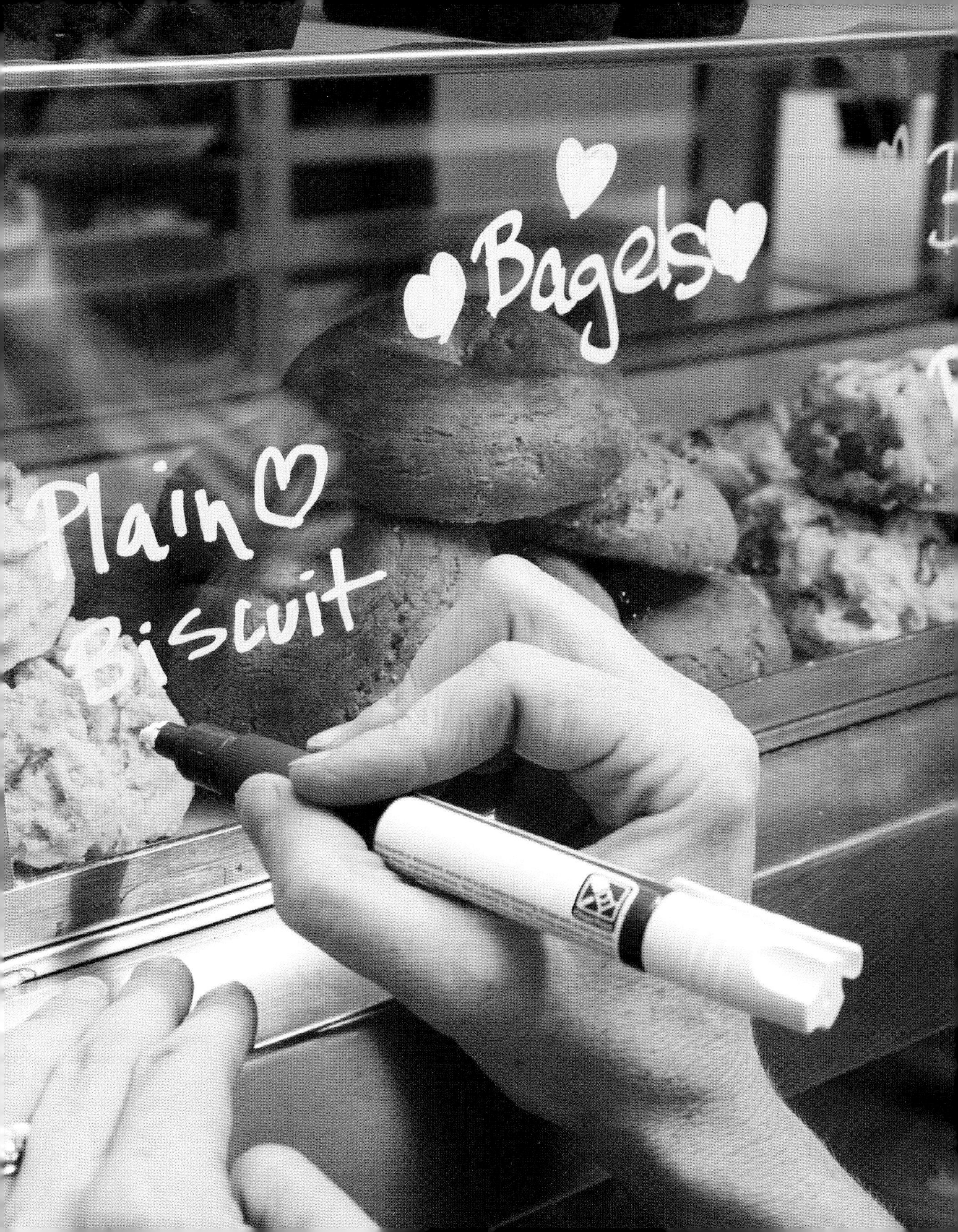

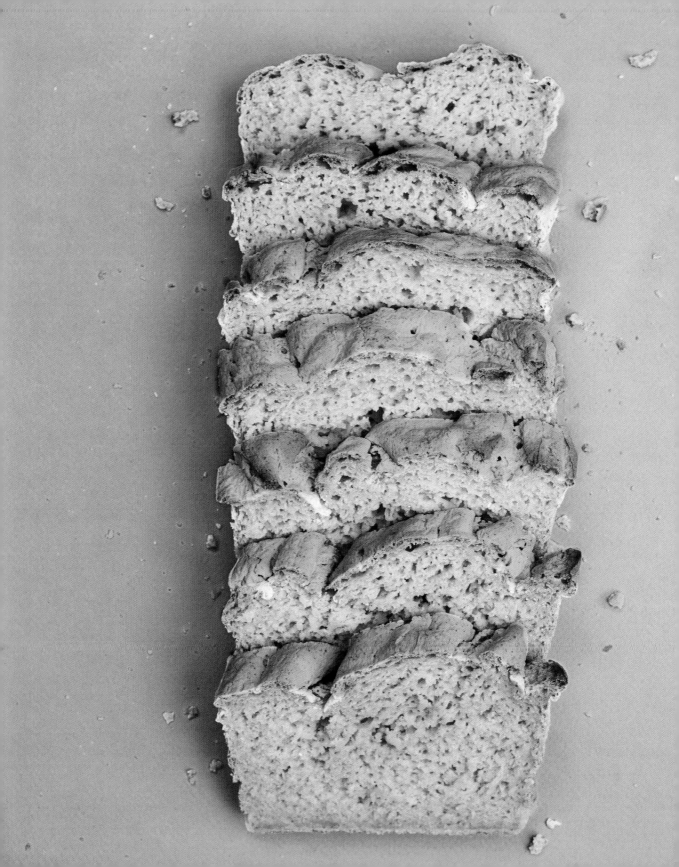

pan para todos

Soy más de dulce que de salado: no me van los aperitivos sofisticados ni los entrantes glamurosos. Como mi trabajo es elaborar postres, tomar una comida compuesta totalmente de dulces se ha convertido, para bien (o más bien para mal) en algo natural para mí. Sin embargo, cuando me siento a la mesa a la hora de cenar, me parece mucho más difícil de superar lo que viene antes de todos esos platos, un primer amor que, a lo largo del tiempo y debido a una intolerancia al gluten, tuve que abandonar hace mucho: la cesta del pan. Admito que aún me cuesta vivir sin todas las maravillas que contiene esa cesta.

Si estás leyendo este libro porque padeces restricciones de algún tipo en tu dieta, estoy segura de que tú también puedes imitar como por arte de magia una comida de casi cualquier menú de restaurante, encontrar una guarnición sin gluten escondida en las situaciones de más compromiso, y en otras más infames, añadir tantas personalizaciones molestas a un plato principal que el chef opte por llevarse sus cuchillos y su perro, marcharse al bosque, y cerrar el restaurante para siempre.

Pero no hay escapatoria posible para el momento en el que aparece una cesta rebosante de pan hermoso y crujiente. Siempre logra crear un súbito silencio en toda la mesa. Pero en lugar de alcanzar un trozo, tomamos un sorbo de agua y miramos cómo los otros se atiborran despreocupadamente, salpicando aceite de oliva por doquier, ajenos a nuestro sufrimiento. Y entonces pedimos un vodka con soda.

Tengo que ir con cuidado con lo que como: evito el gluten porque odio los fuertes dolores de tripa que me provoca. (Soy afortunada de que no me provoque una reacción que ponga en peligro mi vida.) Pero sea cual sea la razón para eliminarlo de nuestra dieta, todos queremos pan. Queremos la consistencia que el gluten aporta al pan.

Así que me puse a crear algunas recetas veganas y sin gluten para llenar esa cesta del pan vacía en mi corazón. Unos cuantos éxitos primerizos acabaron convirtiéndose en el libro que tienes en tus manos ahora. Pero fue muy duro empezar desde el principio.

Una mañana baja en cafeína en la panadería, cuando el pan estaba muy lejos de mi mente, y me ocupaba de la larga lista de postres del día, olvidé añadir algunos ingredientes importantes a una masa para cupcakes. No fue hasta que había colocado mis normalmente hermosos cupcakes de zanahoria sobre la rejilla para que se enfriaran cuando me di cuenta de que eran de color rubio sucio y estaban marcados por todas partes por enormes grumos semejantes a verrugas. A pesar de ello, probé uno.

Los cupcakes que había hecho cientos de veces ahora eran, contra todo pronóstico, una versión bastante espantosa del pan de sándwich: una receta salada, mi adversario más temible. Me preparé una taza de té y me quedé contemplando esas cosas un buen rato.

26 días de perfeccionamiento más tarde, aquella receta salada accidental se hizo un lugar en el menú de BabyCakes NYC como un sencillo pan de sándwich blanco. A lo largo del año siguiente, otros panes le siguieron.

Hay razones por las que el pan normalmente contiene harinas ricas en gluten, y también razones por las que prácticamente cada pan sin gluten contiene huevos (que nunca se incluyen en las recetas de BabyCakes). Sin ninguno de estos dos ingredientes, crear panes esponjosos, etéreos y ligeros, de cortezas crujientes, constituía a veces una hazaña emocionalmente preocupante. Pero aprendí algo en cada recodo del camino, y con el tiempo solucioné el enigma del pan vegano sin gluten. Me emociona compartir los esponjosos, deliciosos y asombrosos resultados que hemos estado disfrutando en la cocina de pruebas de BabyCakes durante estos últimos 18 meses. Esperamos que puedas sacar provecho tanto de nuestras buenas como de nuestras malas experiencias.

Sencillamente, recuerda que esto es básicamente una cosa nueva que estamos haciendo juntos. No te juzgues muy duramente si te equivocas aquí o allá, y por favor, no tengas miedo de experimentar por iniciativa propia. Los accidentes, y aprender de ellos, forman parte de la repostería vegana y sin gluten. Ten el coraje de meter la pata. Y ríete de tu masa desinflada, tómate una copa de vino y arroja la masa contra la pared si quieres. Estoy absolutamente convencida de que podrás saborear la felicidad de la frustración en el producto final.

¡Así que sonríe y llena tu cesta del pan hasta arriba!

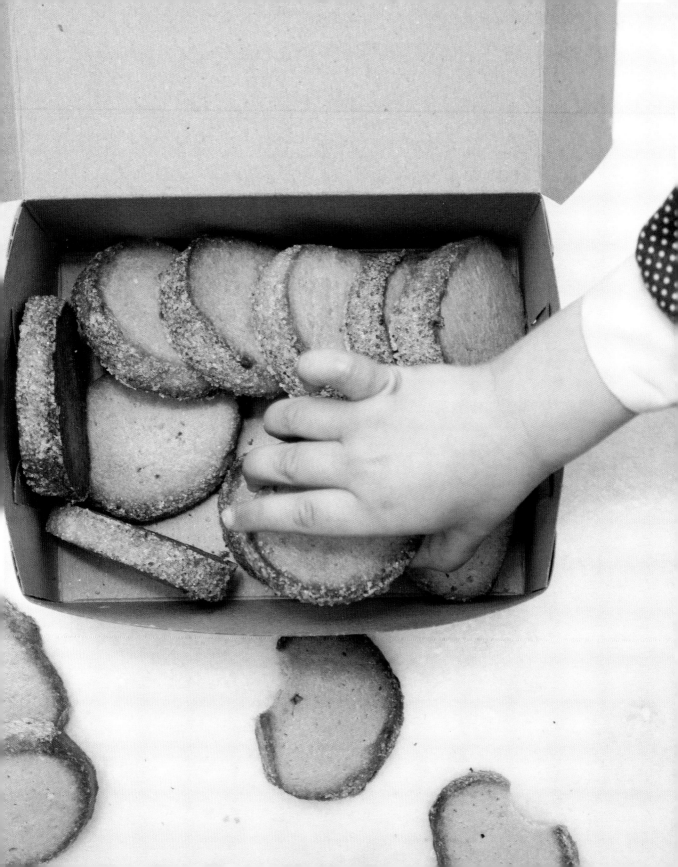

ingredientes especiales

La base de lo que hago es una despensa llena de ingredientes que puede que no conozcas muy bien (a menos que tengas mis primeros dos libros, claro). Esta sección abarca los ingredientes básicos.

harinas y otros polvos

Harinas de garbanzo y haba: He usado esta harina de haba desde que abrí las puertas de BabyCakes NYC en 2005, y hasta la fecha no he encontrado una harina mejor y más versátil que esta. La harina de haba hace subir de forma extraordinaria los productos de repostería sin gluten, pero es fundamental no pasarse con las cantidades, pues si se te va la mano, el resultado es algo que sabe únicamente a habas.

Harina normal de repostería sin gluten Bob's Red Mill: Sin ella, mi cocina sería un verdadero desastre, plagada de cientos de bolsas a medio usar fruto de intentos infructuosos para recrear lo que Bob ya ha hecho para nosotros. Esta harina es una mezcla de harinas de garbanzo y haba, harina de sorgo, fécula de patata y arruruz. Es un producto muy fiable.

Harina de teff: El teff es quizás el cereal más pequeño del mundo, con el germen y el salvado aún totalmente intacto. Se encuentra sin duda entre las harinas más nutritivas del mundo. Lo encuentro ligeramente amargo si se usa solo, pero aporta un bonito toque de acidez a mi receta de pan moreno (página 44).

Harina de mijo: Me encanta lo ligera y dulce que es esta harina, y recurro a ella para conseguir una miga tierna. Combina extraordinariamente bien con la harina de avena, más sustanciosa.

Harina de avena: Es fundamental que leas las etiquetas y te asegures de que la harina de avena que estás comprando está certificada como harina sin gluten, pues algunos proveedores procesan el trigo en las mismas instalaciones. Me encanta la harina de avena integral por la fibra adicional que aporta, y porque me ayudó a crear las crackies de avena (página 122), mi imitación de las galletitas saladas Wheat Thins.

Fécula de patata: Cuando eliminas el trigo de la lista de ingredientes, necesitas algo más que una pizca de goma xantana para dar elasticidad al pan. La fécula de patata aporta vigor a las recetas y una miga suave y tierna. Me siento incluso ridícula diciendo esto, pero lo diré de todos modos, para dejarlo totalmente claro: la fécula de patata no es sustituible con la harina de patata. No puedes hacerlo. Por favor, no lo hagas.

Arruruz: La elasticidad puede ser muy huidiza en los panes sin gluten, pero el arruruz es un buen aliado. Lo uso con menos frecuencia en mis recetas que la fécula de patata, pero solo porque es un poco más caro. Cuando veas arruruz en mis recetas, es porque las alternativas no dan la talla. Como con la fécula de patata, el arruruz es

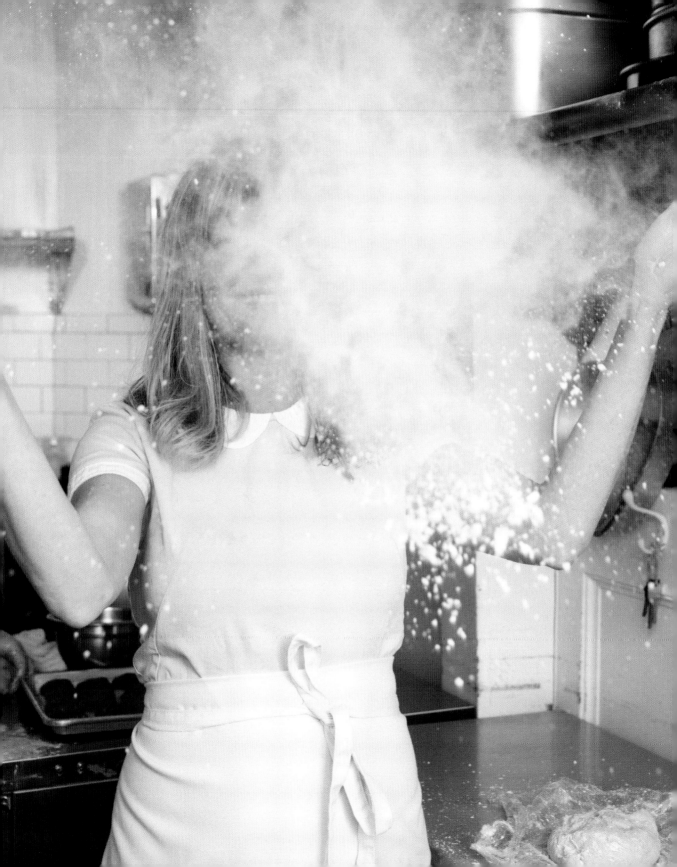

extremadamente potente y tiende a poseer un sabor dominante si se usa en exceso. Ten cuidado.

Goma xantana: Más que ningún otro ingrediente, este polvo fino añade la tan necesaria viscosidad a tus pasteles y a las masas de pan. Es importante no excederse con las cantidades, pues el resultado sería extremadamente gomoso.

Semillas de chía: Utilizo semillas de chía porque añaden una buena cantidad de omega 3 y por su textura y su excelente sabor a frutos secos.

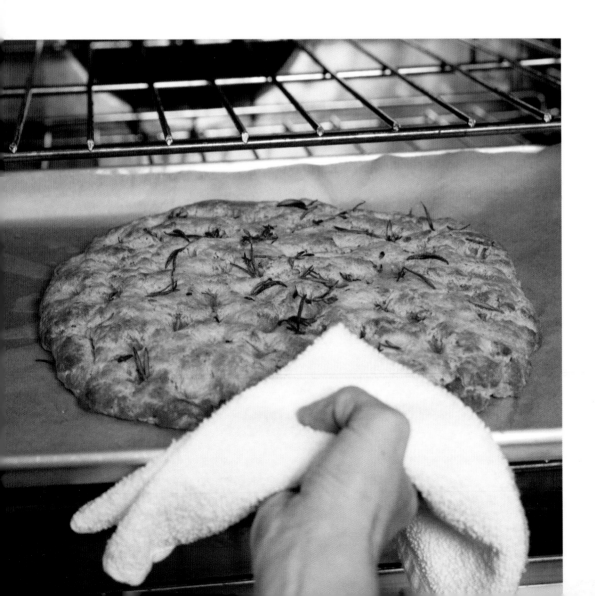

Endulzantes

Azúcar vegano: Encontrarás este ingrediente en las tiendas de comestibles como panela o rapadura, piloncillo, azúcar integral, jugo de caña de azúcar evaporado, Sucanat *(sucre de canne naturel)*, azúcar turbinado. Sale directamente de la caña de azúcar y está mínimamente procesado, al contrario que el azúcar blanco, que en muchos casos ha sido procesado utilizando huesos de animales.

Azúcar de coco: Me gusta este azúcar porque se encuentra entre los endulzantes naturales existentes en el mercado con un bajo índice glucémico, y es rico en potasio, magnesio, zinc, hierro y vitaminas del grupo B. Se elabora con la savia del cocotero, que se deshidrata para crear esa textura granulada que tanto nos gusta. Algunos dicen que sabe a azúcar moreno caramelizado, y me gustaría añadir que también tiene un toque de melaza. Puedes experimentar sustituyendo el sirope de agave y el azúcar vegano por azúcar de coco en la mayoría de las recetas de pan.

Sirope de agave: Este endulzante posee un índice glucémico menor que el azúcar, y se elabora extrayendo la savia de la planta de agave azul. Es más dulce que el azúcar, así que puedes utilizar menos cantidad. Me encanta por su sabor neutro y porque es muy fácil de encontrar en la mayoría de los establecimientos.

Grasas

Aceite de coco: Es mi grasa preferida, repleta de triglicéridos de cadena media que viajan por tu aparato digestivo directos a tu hígado, donde la grasa se convierte rápidamente en energía. En cuanto a su sabor y textura, reemplaza perfectamente la ausencia de mantequilla. Cómpralo sin aroma.

Aceite de nuez: Este ingrediente tan costoso aparece de vez en cuando en estas páginas. Es un lujo. Si quieres probarlo, lo encontrarás dulce y extremadamente sabroso. ¡Esperemos que se popularice y así el precio baje un poco!

guía de sustitución de harinas

Los ingredientes de la siguiente lista son sustituibles en las mismas cantidades.

Por favor, por favor, por favor, no te confundas: un ingrediente SOLO puede ser sustituido por el ingrediente o ingredientes que aparecen en el mismo párrafo.

1. La harina de avena, la harina de sorgo y la harina de mijo son intercambiables.

2. La harina de teff y la harina de trigo sarraceno son intercambiables.

3. La harina de arroz y la harina de quínoa son intercambiables.

4. La harina de lino y las semillas de chía molidas son intercambiables.

asistencia técnica

¡Bienvenidos al servicio de asistencia técnica de *Pan y mantequilla*! Aquí responderé a muchas de tus preguntas en un formato de pregunta (P) y respuesta (R) que estoy segura de que te ayudará a elaborar mis recetas sin problemas.

P: Verás, seguir las reglas no es precisamente lo mío, así que dime sinceramente: ¿hasta qué punto hay que seguir con exactitud estas recetas?
R: Buena pregunta. Respuesta número uno: al pie de la letra si estos ingredientes son nuevos para ti. Respuesta número dos: con bastante exactitud, si conoces la despensa de BabyCakes, has hecho pan por lo menos diecinueve veces en tu vida, y quieres cometer algunos errores y perder un par de euros o de dólares en ese proceso.

P: El sabor es genial y eso, pero me salen panes que suben muy poco y tengo que hacer emparedados muy pequeños. Está bien, si no fuera porque necesito hacer el doble para alimentar a la familia y empiezo a odiar el día del sándwich. ¿Qué hago?
R: Si añades un poco más de agua caliente (sin superar 3 cucharadas), la masa subirá más, pero entonces es cuando las cosas se complican. También tienes que ir con cuidado al colocar el pan en el horno para que no baje. Y al girar el pan en el horno, muévelo muy lentamente, y lo mismo cuando lo saques del horno. El agua adicional hace que tu hogaza sea más frágil.

P: El pan subió mucho y me emocioné un montón, pero luego se encogió y se secó. ¿Qué puedo hacer?
R: Pueden haber pasado unas cuantas cosas. Has añadido demasiada agua con la esperanza de que subiera más; puede que te hayas pasado y hayas hecho desplomar tu levadura de puro cansancio. Si vives en un ambiente húmedo, intenta reducir ½ taza (120 g) del agua de la receta. Otro culpable es la levadura sobrealimentada, por añadir demasiado azúcar. Si ves que tu masa levada sobresale por los lados de tu molde de hogaza, bájala con una espátula de goma, deja que vuelva a levar 15 minutos más y luego métela en el horno.

P: ¿Puedo utilizar levadura rápida en lugar de levadura seca activa?
R: Estas recetas se han desarrollado con levadura seca activa, así que tendrás que seguir el mismo método.

P: No te rías, pero soy muy sensible a la levadura. ¿Hay alguna otra manera de usarla?
R: Nunca me reiría de ti en público porque te aprecio. Aunque no he hecho suficientes pruebas, te recomiendo que sustituyas la levadura por una cucharada de polvo de hornear y ¼ de cucharadita de bicarbonato sódico si la levadura no es lo tuyo. Por favor, ten en cuenta que así se sacrifica gran parte del sabor, pero como bien sabes, las intolerancias desesperadas precisan medidas desesperadas.

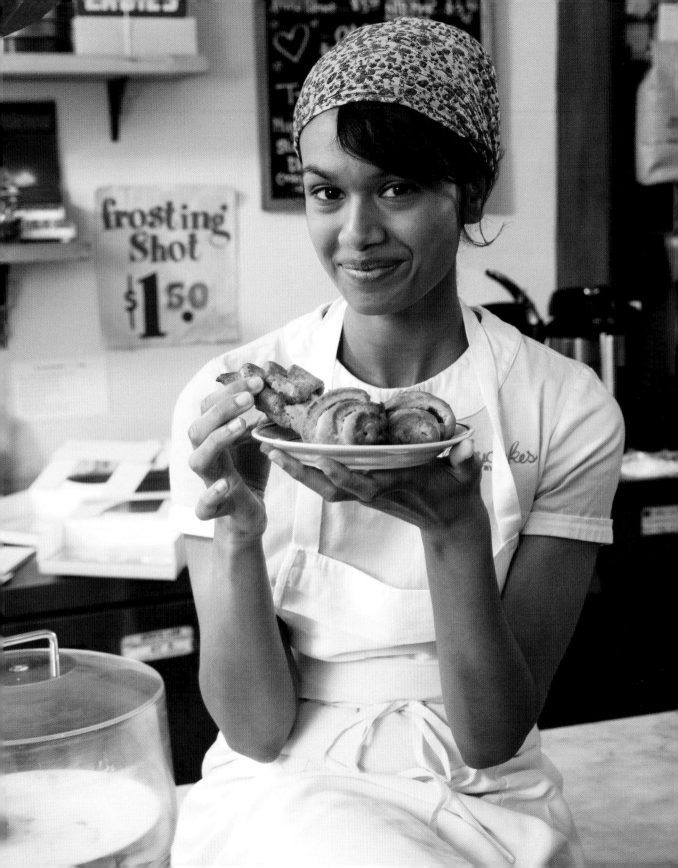

P: ¿Puedo sustituir el azúcar por sirope de agave sin que me machaquen las amigas de mi madre por lo horrible que sabe todo?

R: A pesar de que estas recetas pueden cambiar ligeramente en cuanto a textura si sustituyes el azúcar por sirope de agave (o bien sirope de agave por azúcar) no cambiará demasiado el sabor final. La proporción es de 2 cucharaditas de sirope de agave por cada cucharada de azúcar de la lista de ingredientes. No debes preocuparte por modificar los ingredientes húmedos o secos, puesto que la cantidad utilizada en las recetas es mínima. Si has sustituido el azúcar por sirope de agave y tu masa se ve demasiado seca, solo tienes que añadir poquito a poco un chorrito de agua caliente.

P: No he podido evitarlo: he cortado el pan antes de que estuviera totalmente frío, aunque me dijiste que no lo hiciera, y ha quedado demasiado gomoso. ¿Qué pasa con esa regla? ¿Se puede salvar mi pan?

R: Ejem, ejem. Dejamos enfriar el pan hasta que esté casi templado antes de cortarlo para que la miga tenga tiempo de reposar, formarse y acabar haciendo eso que hacen los panes en secreto. Intenta meterlo en el congelador (¡ahora!) durante 15 minutos para que se enfríe rápidamente, pero me temo que probablemente tengas que empezar de nuevo.

P: Mi pan tiene buen gusto, cierto, pero la superficie es horrible y grumosa. Menudo chasco. ¿Qué puedo hacer?

R: Eso significa que tu masa estaba un poco deshidratada. La próxima vez añade de ¼ a ½ taza (60-120 g) más de agua. Dejará la masa un poquito más suelta, la ayudará a subir, y le dará una apariencia más atractiva, en forma de burbuja.

P: ¿Tengo que hacer tu mantequilla para las recetas donde aparece? ¿Qué tal si uso aceite de coco frío en su lugar?

R: Sé que implica realizar un paso más, pero la mantequilla es esencial. Intenté durante muchos meses hacer las recetas con aceite de coco frío, pero nunca me salieron como yo quería.

P: La mantequilla de leche normal que no puedo comer dura una eternidad en la nevera. Nunca se estropea. ¿Cuánto tiempo sobrevive tu mantequilla?

R: La mía es más temperamental debido a la ausencia de conservantes, y solo aguanta unas 2 semanas en un recipiente hermético. ¡A menos que la congeles! Córtala en trozos de ½ taza (115 g) y mételos en el congelador en moldes de silicona, donde la mantequilla se conservará alrededor de un mes.

P: ¿Debo utilizar la lecitina que aparece en la receta de la mantequilla? ¡Estoy asustada! Nunca la he usado.

R: Debes hacerlo. La lecitina es esencial, pero no tengas miedo. Une el agua y la grasa, creando esa consistencia cremosa que necesitas.

P: ¿Puedo utilizar harina de arroz blanco en lugar de harina de arroz integral?

R: No, la harina de arroz blanco es demasiado gomosa. Los resultados serán decepcionantes, incluso terribles.

P: No quiero utilizar goma xantana ni ninguna otra para esto. ¿Algún consejo?

R: Shauna Ahern, también conocida como la hermosa y famosa chica sin gluten, tiene excelentes consejos sobre cómo dejar la goma xantana en su blog. Viene a ser esto (pero por favor, confírmalo con tus propias investigaciones): sustituye la goma xantana por una cucharada o dos de harina de lino y un poquito de agua. Pero me gusta la goma xantana (llevamos ya mucho tiempo juntas).

P: ¿Qué importancia tiene pesar mis ingredientes? ¿La medida en tazas ahora es inadecuada? Fue lo suficientemente buena como para usarla en tus otros dos libros.
R: ¡Polémico! Esto resulta duro, porque crea una ruptura entre los panaderos expertos y los nuevos panaderos, cosa que detesto. Pero lo voy a decir de todos modos: es extremadamente importante pesar los ingredientes de estas recetas. La harina puede estar compactada, y si usas una medida en tazas, estarás añadiendo más harina en tu cuenco, incluso aunque estés haciendo una taza totalmente rasa. Los ingredientes húmedos a menudo se miden a ojo, y pesarlos garantiza que te tomes tu tiempo y lo hagas bien. Para mis recetas de postres es menos importante, pero resulta bastante obvio con estas recetas saladas si te equivocas. Pesar los ingredientes te da tranquilidad mental. Os dejo las medidas en tazas a los temerarios.

P: ¿Qué tal se congela el pan?
R: Casi perfectamente si utilizas film transparente normal de toda la vida. Incluso existen bolsas especiales para congelar pan, si quieres resultados garantizados.

P: ¿Puedo dejar reposar mi masa de pan en la cocina durante la noche? ¿Se convertirá en un ladrillo?
R: Puedes dejarla fuera durante la noche. Cuando despiertes, presiona la masa con una espátula de

goma mientras se precalienta el horno, de modo que la masa pueda subir otra vez mínimo 30 minutos. Esto te ayudará a que no baje.

P: Dímelo sin rodeos, pues hoy viene gente a casa: ¿puedo duplicar estas recetas?
R: Sí, en todos los casos, excepto el pan de sándwich (pág. 47). No te compliques con él, es muy quisquilloso.

P: Soy como un pajarito. ¿Puedo partir estas recetas por la mitad?
R: Sí, cariño, puedes hacerlas todas con la mitad de ingredientes y saldrán bien.

La cuestión de la panificadora
Muchos de vosotros soñáis con tener una panificadora eléctrica en casa. Sea por la razón que sea, y no estoy haciendo ningún juicio de valor aquí, nunca he tenido una. Digamos sencillamente que tengo una relación emocional muy complicada con mis hornos y procuro no perturbarla. En lugar de traicionar mis lealtades, pedí ayuda y dejé que algunos de mis súper probadores de recetas le dieran a alguna de estas recetas un nuevo giro con sus propias panificadoras. Resultado: ¡funcionaron muy bien! Aunque con un par de cambios, principalmente hacerlo todo por orden. Veámoslo con el pan de sándwich (pág. 47), por ejemplo: para hacer estas recetas en una panificadora, primero necesitas verter el agua, luego el aceite y el sirope de agave. Luego añades las harinas. Solo justo al final añades la levadura. Estas pruebas se realizaron con el programa de 2 libras (908 g), que duró unas 2 horas.

Así que sí, es un poco diferente. Y por supuesto, solo probaron algunas recetas, pero con ellas vieron que los ingredientes y las medidas funcionaban como deben funcionar en una panificadora. No obstante, ve con cuidado.

al despertar

Cada mañana salto de la cama a las cinco y media y recorro las calles de Nueva York en dirección a alguna de mis rutinas de gimnasio. Mi marido aún está totalmente dormido, al igual que nuestra hija (y doy gracias al universo por ello). A las siete ya estoy en casa, a la hora de preparar el desayuno.

Si no fuera un poquito exagerado, serviría tortitas cada mañana hasta el fin de los tiempos. Tal como están las cosas, lo limitamos a una vez por semana, sobre todo porque las tortitas se convierten en postre muy rápidamente, y entonces ¿qué sentido tiene el postre real? Animada por el éxito de unos cuantos panes primerizos, rápidamente me puse en marcha con unas cuantas recetas que resultan deliciosas para empezar el día. Los muffins ingleses (pág. 38) demostraron ser bastante sencillos. Esponjados, ligeros, y con un toque crujiente, son primos hermanos de los panecillos americanos actualizados (¡ahora sin espelta!) que encontrarás en la página 24. Estas dos recetas me dieron apoyo mental para enfrentar el huidizo y místico bagel sin gluten. Tengo el placer de anunciaros que he incluido dos tipos de bagels para vuestro uso y disfrute en los desayunos familiares (ver las páginas 26 y 28). Mucho más complicados resultaron los cruasanes (página 30), que dependían casi exclusivamente de la creación de la mantequilla (página 133). Con este capítulo espero ayudaros a restablecer la capacidad de tener un bocado caliente, aunque rápido, con tus seres queridos antes de que cada uno salga disparado de casa a hacer lo que sea que haga cada uno en estos tiempos que corren.

PANECILLOS AMERICANOS panecillos americanos de verduras salteadas
BAGELS NORMALES bagels de ralladura de limón y fresa CRUASANES cruasanes
de espelta NAPOLITANAS socca TORRIJAS muffins ingleses

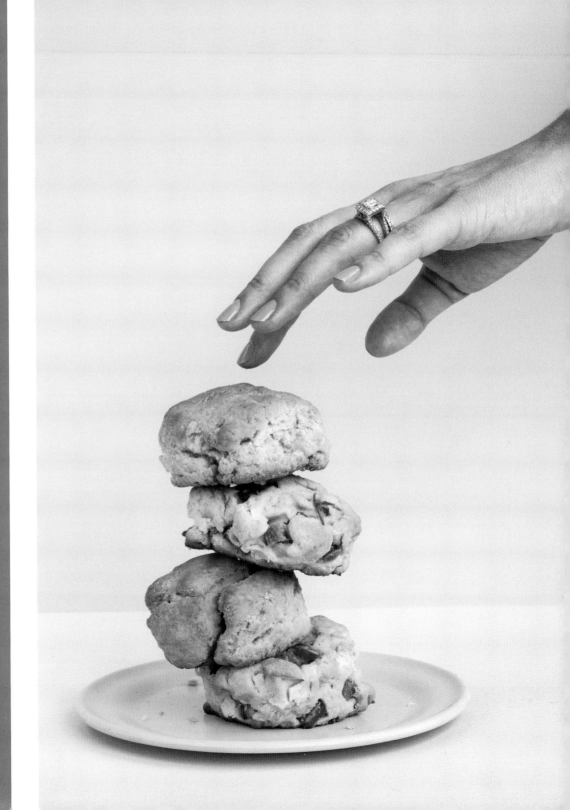

panecillos americanos

En mi primer libro incluí una receta de panecillos de espelta. Muchos gritaron: «¿Espelta? ¡Es trigo, o casi!». Es cierto, aunque algunas de las personas con intolerancia al trigo la toleramos sin problemas. Pero no importa: ¡esta receta es completamente sin gluten! Prepara la masa antes de irte a la cama, colócala en la bandeja de horno, cúbrela con un paño y déjala así hasta la mañana. Cuando despiertes, precalienta el horno y luego introduce la bandeja en el horno. ¡Los panecillos estarán listos justo en el tiempo que necesitas para limpiar la plastilina de los dientes de tu hijo y amarrarlo a su sillita!

Precalienta el horno a 190 °C. Forra una bandeja de horno con papel de hornear y resérvala.

En un cuenco mediano, mezcla la harina de arroz integral, el arruruz, la fécula de patata, el azúcar, el polvo de hornear, el bicarbonato sódico, la levadura, la goma xantana y la sal. Añade la mantequilla y ½ taza (112 g) del agua fría a la mezcla de harina y mézclalo, con las yemas de los dedos, hasta que esté bien incorporado. Añade los ¾ de taza (170 g) restantes y mezcla hasta formar una masa, pero no la mezcles más de lo necesario. Si la masa está demasiado seca, añade poquito a poco un chorrito de agua.

Vuelca la masa sobre una superficie enharinada. Presiona la masa con las yemas de los dedos hasta que tenga unos 5 cm de grosor. Con un cortador de panecillos de unos 8 cm, corta los panecillos y colócalos sobre la bandeja preparada, dejando 2,5 cm de distancia entre ellos.

Hornea durante 12 minutos. Gira la bandeja 180 grados y hornea hasta que los panecillos estén cocidos y el exterior se vea dorado, de 6 a 8 minutos. Dejar enfriar los panecillos sobre la bandeja 5 minutos antes de servirlos.

8 unidades

- 1 ½ tazas (210 g) de harina de arroz integral
- ½ taza (60 g) de arruruz
- ½ taza (95 g) de fécula de patata
- 2 cucharadas (30 g) de azúcar vegano
- 1 cucharada (15 g) de polvo de hornear
- 1 cucharadita de bicarbonato sódico
- 2 ¼ cucharaditas de levadura seca activa
- 1 cucharadita de goma xantana
- 2 cucharaditas de sal
- ¾ de taza (170 g) de mantequilla (pág. 133), cortada en trozos de aprox. 1 cm
- 1 ¼ tazas (280 g) de agua fría

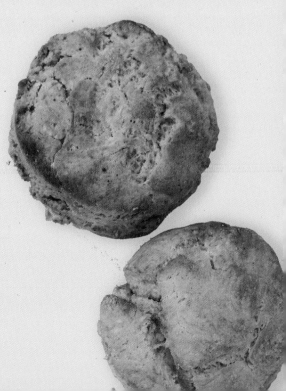

panecillos americanos de verduras salteadas

¡Apartad la mirada, enemigos del pimiento morrón! Mi marido odia tanto el pimiento verde que se declara en huelga de hambre si hay alguno en un radio de cincuenta metros. A mí, en cambio, me encanta. Es crujiente y amargo y divertido. Pero si él quiere comer estos panecillos, tengo que dejar fuera los pimientos verdes, o bien cambiarlos por otra cosa, como un puerro o un poco de apio. Y aquí es donde quiero ir a parar: puedes cambiar cosas en esta receta, ¡siempre que sean de una textura similar! No añadas setas: absorberán toda la humedad. Pero ¿qué tal un jalapeño en lugar de un pimiento verde? ¡Eso sería fantástico!

Precalienta el horno a 190 °C. Forra una bandeja de horno con papel de hornear y resérvala.

Prepara la masa de panecillos.

En un cuenco mediano, mezcla el pimiento morrón rojo y el verde, la cebolla, el pimentón, la sal y un poco de pimienta negra. Añade el aceite y el romero y mézclalo. Con la ayuda de una espátula de goma, incorpora los vegetales a la masa de los panecillos.

Vuelca la masa sobre una superficie de trabajo ligeramente enharinada. Con las yemas de los dedos, presiona la masa hasta que tenga unos 5 cm de altura. Con un cortador de panecillos de unos 8 cm, corta los panecillos y colócalos sobre la bandeja preparada, dejando 2,5 cm de distancia entre ellos.

Hornea durante 12 minutos. Gira la bandeja 180 grados y hornea hasta que los panecillos estén cocidos por dentro y el exterior se vea dorado, de 6 a 8 minutos. Deja enfriar los panecillos sobre la bandeja 5 minutos antes de servirlos.

10 unidades

- 1 masa de la receta de panecillos (página opuesta)
- ½ pimiento morrón rojo picado
- ½ pimiento morrón verde picado
- ½ cebolla amarilla pequeña picada
- ¼ de cucharadita de pimentón
- ½ cucharadita de sal
- Pimienta negra recién molida
- 2 cucharadas (30 g) de aceite de coco sin aroma derretido
- Las hojas de 1 ramito de romero

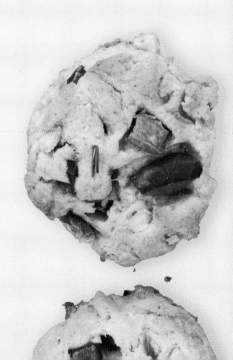

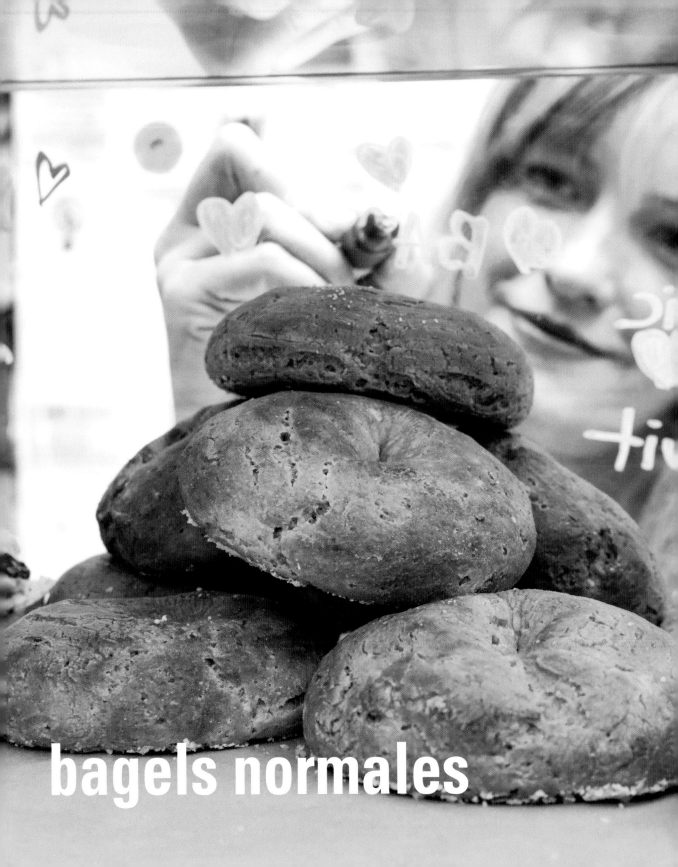

bagels normales

Recrear la textura y el sabor únicos del clásico bagel de Nueva York en una réplica vegana y sin gluten me ha hecho derramar muchas lágrimas. Recorrí toda la ciudad como una posesa, deseosa de probar los bagels no tradicionales de otros panaderos, para descubrir lo que supe desde siempre: sin gluten es una cosa, y vegano y sin gluten es algo muy distinto. Sin huevos, los bagels sin gluten suelen ser muy densos. Pero por supuesto, usar huevos era imposible. Así que utilicé mi vieja fórmula de añadir un poco más de arruruz y una dosis de agua caliente y tuve un ligero éxito. Acabé aprendiendo que la técnica centenaria de «hervir-y-hornear» estaba arruinando mi receta, así que tuve que abstenerme de hervir. Finalmente, mis trabajadores de confianza de BabyCakes lograron convencerme de que la sencilla, incluso perezosa técnica que viene a continuación es con mucho el mejor método para trabajar con estos ingredientes.

Forra 2 bandejas de horno con papel de horno, espolvoréalas generosamente con la harina de maíz y resérvalas.

En un cuenco mediano, mezcla las harinas, el arruruz, la fécula de patata, el azúcar, la levadura, el polvo de hornear, el bicarbonato sódico, la goma xantana y la sal. Añade la leche de arroz caliente, la leche de coco y el aceite de coco, y remueve con una espátula de goma hasta formar una masa pegajosa. Coloca la masa en la nevera y déjala enfriar 1 hora hasta que esté firme.

Saca la masa de la nevera, y con una cuchara de helado grande, mide 12 porciones, colócalas sobre las bandejas preparadas, dejando unos 4 cm de distancia entre ellas, y moldéalas en forma de bola. Moja las yemas de los dedos y forma un agujero en el centro de cada bola de masa para crear la forma de un bagel. Cubre la masa con un paño de cocina y déjala reposar sobre la encimera 1 hora.

Precalienta el horno a 20 °C.

Destapa los bagels y hornéalos 10 minutos. Pincélalos con aceite de coco, gira la bandeja 180 grados y sigue horneando hasta que estén dorados, unos 6 minutos. Deja enfriar los bagels en la bandeja 10 minutos antes de servirlos.

12 unidades

¼ de taza (35 g) de harina de maíz, para las bandejas de horno

2 tazas menos 1 cucharadita (200 g) de harina de avena sin gluten

1 taza (140 g) de harina de arroz integral

1 taza (120 g) de arruruz

¾ de taza (145 g) de fécula de patata

½ taza (70 g) de azúcar vegano

2 ¼ cucharaditas de levadura seca activa

1 cucharada (15 g) de polvo de hornear

¼ de cucharadita de bicarbonato sódico

1 cucharadita de goma xantana

1 cucharadita de sal

1 ¾ tazas (395 g) de leche de arroz caliente (a unos 38 °C)

$^1/_3$ de taza (70 g) de leche de coco

$^1/_3$ de taza (70 g) de aceite de coco sin aroma derretido, y un poco más para untar

Siempre pienso en los dulces, así que escribir este libro ha sido especialmente complicado. Tenía que repetirme una y otra vez: «Mantén el rumbo, Erin. Concéntrate. Acaba este brownie y vuelve al trabajo». Pero enseguida me ponía de nuevo a mirar las musarañas comiendo una galleta, llena de frustración. Al final encontré un ingrediente que frenó todos estos antojos y me permitió seguir. Esta es una de las recetas que lo lleva, y el ingrediente es la ralladura de limón. Las fresas y la ralladura de limón encerradas en un bagel proporcionan una combinación amarga y ácida que resulta a la vez dulce y salada. Me siento especialmente orgullosa de esta receta, porque realmente amplía mi creatividad.

Forra 2 bandejas de horno con papel de horno, espolvoréalas generosamente con la harina de maíz y resérvalas.

En un cuenco mediano, mezcla las harinas, el arruruz, la fécula de patata, el azúcar, la levadura, el polvo de hornear, el bicarbonato sódico, la goma xantana y la sal. Añade las leches, el aceite de coco y el extracto de limón, y con una espátula de goma, remueve todo hasta formar una masa pegajosa. Añade delicadamente las fresas y la ralladura de limón. Coloca la masa en la nevera y déjala enfriar 1 hora hasta que esté firme.

Retira la masa de la nevera, y con una cuchara de helado grande, mide 14 porciones, colócalas sobre las bandejas de horno preparadas, dejando unos 4 cm de distancia entre ellas, y moldéalas en forma de bola. Moja las yemas de los dedos y forma un agujero en el centro de cada bola para crear la forma de un bagel. Cubre la masa con un paño de cocina y déjala reposar sobre la encimera 1 hora.

Precalienta el horno a 200 °C.

Destapa los bagels y hornéalos 10 minutos. Pincélalos con un poco de aceite de coco, gira la bandeja 180 grados y sigue horneando hasta que estén dorados, unos 6 minutos. Deja enfriar los bagels en la bandeja 5 minutos antes de servirlos.

14 unidades

¼ de taza (35 g) de harina de maíz para las bandejas de horno

2 tazas (200 g) de harina de avena sin gluten

1 taza (140 g) de harina de arroz integral

1 taza (120 g) de arruruz

¾ de taza (145 g) de fécula de patata

⅓ de taza (70 g) de azúcar vegano

2 ¼ cucharaditas de levadura seca activa

1 cucharada (15 g) de polvo de hornear

¼ de cucharadita de bicarbonato sódico

1 cucharadita de goma xantana

1 cucharadita de sal

1 ½ tazas (340 g) de leche de arroz

⅓ de taza (70 g) de leche de coco

⅓ de taza (70 g) de aceite de coco sin aroma, derretido, y un poco más para untar

1 cucharadita de extracto de limón

1 taza (150 g) de fresas en rodajas

1 cucharada (2 g) de ralladura de limón

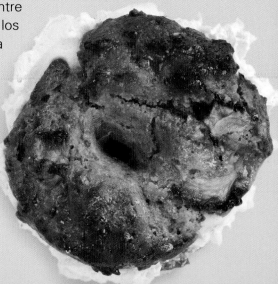

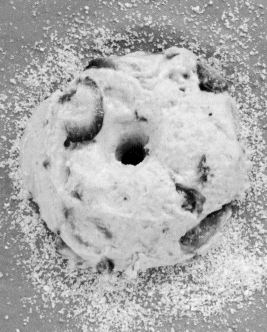
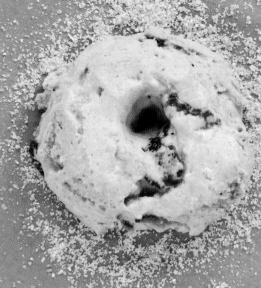
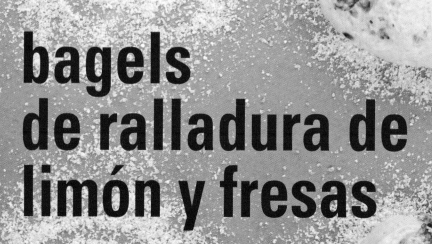

bagels
de ralladura de
limón y fresas

cruasanes

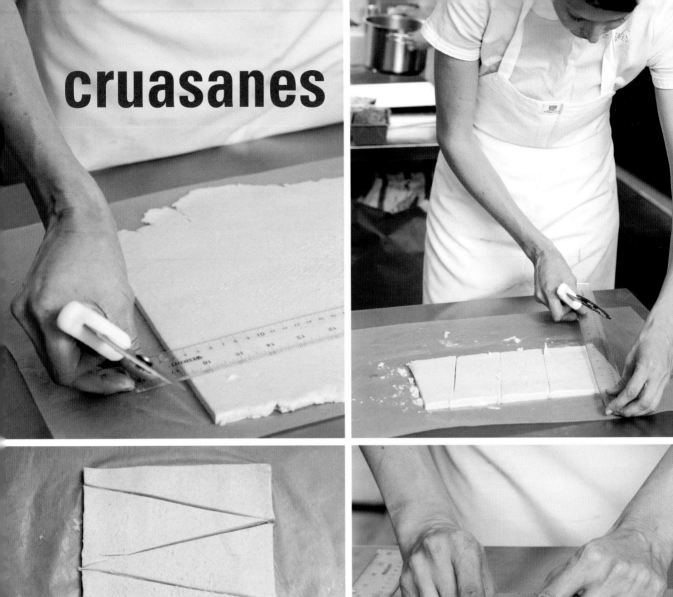

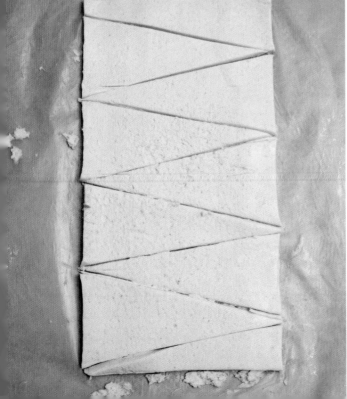
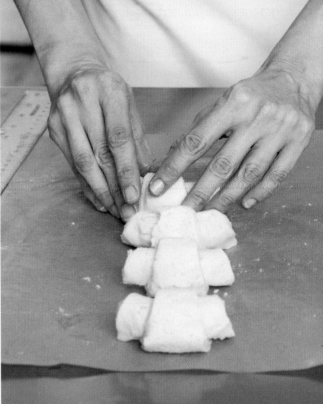

Hubo una época en que los sándwiches se hacían con cruasanes en lugar de pan y con brotes en vez de lechuga. Eran los ochenta, y los días estaban repletos de tomates secados al sol y de las primeras lecciones de cocina californiana, que me enseñaron a odiar los brotes y los tomates secados al sol. Por este motivo, mantengo mis cruasanes confinados a la mesa del desayuno. Pero por supuesto, ¡puedes hacer lo que quieras con esta receta! Sigue escrupulosamente las instrucciones en tu camino hacia el éxtasis. *Oui, oui!*

En un cuenco mediano, mezcla las harinas, el arruruz, la fécula de patata, la levadura, el azúcar, la sal, el polvo de hornear y la goma xantana. Añade las leches y sigue batiendo hasta que la masa esté sedosa y se desprenda fácilmente de las paredes del cuenco. Añade más arruruz en tandas de 1 cucharada si la masa está demasiado húmeda. Envuelve la masa en film transparente y guárdala en la nevera 2 horas.

Introduce la masa enfriada en un procesador de alimentos y desmenuza la mantequilla con las manos en trozos grandes. Tritura la masa hasta que esté salpicada de trozos de mantequilla de unos 24 mm. Envuelve la masa con film transparente y refrigérala 1 hora.

Forra 1 bandeja de horno con papel de hornear y resérvala.

Saca la masa de la nevera, desenvuélvela y córtala por la mitad. Extiende entre 2 hojas de papel de hornear cada porción de masa formando un rectángulo de unos 46 x 15 cm. Recorta los bordes desparejos para formar 2 rectángulos perfectos. Retira el papel y corta la masa en rectángulos de 15 cm. Córtalos diagonalmente para hacer triángulos. Extiende los dos puntos más anchos hacia la punta del triángulo y curva la masa para crear una forma de media luna. Coloca los cruasanes en la bandeja reservada, pincélalos con aceite de coco, cúbrelos con un paño de cocina y déjalos levar 1 h.

Precalienta el horno a 190 °C.

Hornea los cruasanes 12 minutos. Gira la bandeja 180 grados y sigue horneando hasta que estén dorados, unos 6 minutos. Deja enfriar en la bandeja 10 minutos antes de servir.

12 unidades

- 1 ¼ tazas (125 g) de harina de avena sin gluten
- 1 taza más 1 cucharadita (125 g) de arruruz, y un poco más para espolvorear
- ¾ de taza (145 g) de fécula de patata
- 2 ¼ cucharaditas de levadura seca activa
- 2 cucharadas (30 g) de azúcar vegano
- 2 cucharaditas de sal
- 1 cucharadita de polvo de hornear
- 1 cucharadita de goma xantana
- ¾ de taza (170 g) de leche de arroz a temperatura ambiente
- ½ taza (115 g) de leche de coco a temperatura ambiente
- 1 taza (225 g) de mantequilla (pág. 133), fría
- ¼ de taza (55 g) de aceite de coco sin aroma, derretido

cruasanes de espelta

Esta receta no se aleja mucho de su hermana sin gluten de la página 30, pero como pasa con todos los gemelos, posee una personalidad única y contraria. Para los no iniciados, la espelta es un pariente lejano del trigo que no posee algunas de las características debilitantes del mismo. Algunas personas sensibles al trigo pueden digerirla sin problemas.

Prepara el cuadrado de mantequilla: Saca la mantequilla de la nevera y deja que se ablande unos 15 minutos.

En un cuenco mediano, mezcla la mantequilla y la harina y trabájalas con las manos. Envuelve holgadamente la mezcla de mantequilla en film transparente y presiónala formando un cuadrado de unos 18 cm. Refrigéralo 1 hora.

Prepara la masa de cruasán: En un cuenco pequeño, mezcla la harina, el azúcar, la levadura, la sal y el polvo de hornear. Vierte la leche de arroz y el aceite de coco, y con la ayuda de una espátula de goma, remueve todo hasta formar una masa pegajosa. Envuelve la masa en film transparente y refrigérala 1 hora.

Saca la masa y el cuadrado de mantequilla de la nevera y desenvuélvelos. Colocándola entre dos hojas de papel de hornear, extiende la masa formando un cuadrado de unos 28 cm. Retira la hoja de papel de hornear superior. Coloca el cuadrado de mantequilla en diagonal sobre la masa. Dobla las esquinas de la masa sobre el cuadrado de mantequilla y sella los bordes. Empezando por el borde que tengas más cerca y con la ayuda de un rodillo, presiona hacia abajo y hacia adelante la masa centímetro a centímetro, de modo que el cuadrado de mantequilla se extienda uniformemente en el interior. Extiende la masa formando un cuadrado de unos 36 cm. Dobla la masa en tercios verticalmente, como si fuera una carta comercial, y luego dóblala en tercios horizontalmente

12 unidades

CUADRADO DE MANTEQUILLA

1 ¼ tazas (280 g) de mantequilla (pág. 133)

2 cucharadas (20 g) de harina de espelta blanca

MASA DE CRUASÁN

3 tazas (420 g) de harina de espelta blanca

¼ de taza (55 g) de azúcar vegano

2 ¼ cucharaditas de levadura seca activa

2 cucharaditas de sal

1 cucharadita de polvo de hornear

1 ⅓ tazas (300 g) de leche de arroz a temperatura ambiente

2 cucharadas (30 g) de aceite de coco sin aroma, derretido, y un poco más para untar

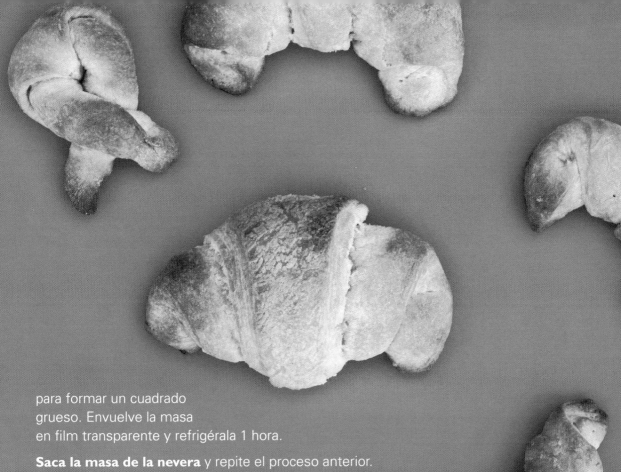

para formar un cuadrado grueso. Envuelve la masa en film transparente y refrigérala 1 hora.

Saca la masa de la nevera y repite el proceso anterior. Refrigérala 1 hora más.

Forra dos bandejas de horno con papel de hornear y resérvalas.

Saca la masa de la nevera, desenvuélvela y córtala por la mitad. Colocándola entre 2 hojas de papel de hornear, extiende cada parte formando un rectángulo de unos 46 x 15 cm. Retira el papel de hornear y recorta los bordes desparejos de la masa hasta crear 2 rectángulos perfectos. Corta la masa en rectángulos de 15 cm y corta los rectángulos en diagonal para formar triángulos. Extiende los dos puntos más anchos hacia la parte superior del triángulo e inclina la masa para darle una forma de media luna. Coloca los cruasanes sobre las bandejas preparadas. Pincélalos con aceite, cúbrelos con un paño y déjalos levar 1 hora.

Precalienta el horno a 190 °C.

Hornea los cruasanes 12 minutos, y gira las bandejas 180 grados. Hornéalos hasta que estén dorados (6 minutos). Deja enfriar los cruasanes sobre las bandejas 10 minutos antes de servirlos.

napolitanas

Mi sobrino Oliver, de siete años y «súper representante» de BabyCakes desde hace mucho, se encuentra entre los comilones más exigentes del mundo. Dos cosas que nunca pasaría por alto son las galletas de pepitas de chocolate de mi primer libro y las napolitanas. «Me gusta el chocolate con pan blandito encima», me explicó cuando le pregunté acerca de su amor por las napolitanas. Advertencia: este no es el momento de usar chocolate barato (nunca es el momento, pero ahora especialmente, no). Confía en mí. Yo uso pepitas de chocolate de la marca Enjoy Life.

14 unidades

¼ de taza (55 g) de aceite de coco sin aroma derretido

2 cucharadas (45 g) de sirope de agave

1 masa de la receta de cruasanes (pág. 30) o cruasanes de espelta (pág. 32)

1 taza (160 g) de pepitas de chocolate semiamargo vegano

⅓ de taza (70 g) de azúcar vegano

Forra 2 bandejas de horno con papel de hornear. En una taza pequeña, mezcla el aceite de coco y el sirope de agave y resérvalo.

Prepara la masa y refrigérala durante 1 hora.

Saca la masa de la nevera, colócala entre 2 hojas de papel de hornear y extiéndela formando un rectángulo de 25 x 46 cm. Retira el papel de hornear y corta la masa en rectángulos de 15 cm. Coloca los rectángulos sobre las bandejas de hornear preparadas, con los extremos más largos orientados hacia ti. Espolvorea 2 cucharaditas de las pepitas de chocolate verticalmente sobre el centro de cada rectángulo. Dobla el borde derecho de la masa sobre las pepitas de chocolate y séllalo a unos dos tercios de la distancia que lo separa del lado izquierdo. Espolvorea 2 cucharaditas más de las pepitas de chocolate a lo largo de la unión de la masa doblada. Dobla el borde izquierdo de la masa justo por encima del punto muerto y pellizca la masa para sellarla. Voltea la masa de modo que el lado de la unión quede debajo. Cubre las napolitanas con un paño y déjalos levar 1 hora.

Precalienta el horno a 190 °C.

Unta las napolitanas con la mezcla de aceite y espolvoréalas con azúcar. Hornea 12 minutos y gira las bandejas 180 grados. Hornéalas hasta que estén doradas, 6 minutos más. Enfriar las napolitanas sobre las bandejas 10 minutos antes de servir.

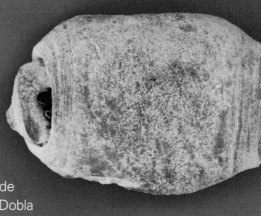

socca

Aprendí esta hermosa y deliciosamente exótica (¡por lo menos para mí!) receta de mi gran amigo David Lebovitz, el indomable autor de *The Sweet Life in Paris, Ready for Dessert*, el prólogo de este libro, y muchas otras cosas escritas divinamente. Como americano expatriado residente en París, David me explicó que la *socca* es una receta similar a las creps que los franceses elaboran con harina de garbanzo, una receta sin gluten por naturaleza ¡que obviamente yo necesitaba hacer a mi medida! Allí se hacen un poco más finas de como a mí me gustan; si quieres hacerlas aún más sustanciosas, divide la leche de arroz por la mitad, y ya está. Cubre una socca con un poco de cebolla caramelizada, col rizada salteada o vegetales asados, y tendrás un almuerzo perfecto, delicioso y gratificante.

8 unidades

- 1 taza (90 g) de harina de garbanzo
- 2 cucharadas (30 g) de azúcar vegano
- ¼ de cucharadita de goma xantana
- ¼ de cucharadita de pimentón
- ¼ de cucharadita de polvo de hornear
- 2 cucharaditas de sal
- 1 taza (225 g) de leche de arroz
- 1 diente de ajo picado
- Aceite de oliva para la sartén

Coloca dos papeles de cocina sobre un plato grande y resérvalo.

En un cuenco mediano, mezcla la harina de garbanzo, el azúcar, la goma xantana, el pimentón, el polvo de hornear y la sal. Vierte la leche de arroz, añade el ajo y remueve hasta formar una pasta similar a la de hacer tortitas.

Calienta una cucharadita de aceite en una sartén grande a fuego medio-alto. Con una medida de ¼ de taza, vierte la pasta en la sartén (debería haber espacio para cocinar 2 a la vez) e inclina la sartén ligeramente para que la masa se extienda. Cuece la pasta hasta que la parte inferior esté dorada y la superficie burbujee, de 2 a 3 minutos. Voltéalas y cuece hasta que el otro lado esté dorado (2 minutos). Pasa las soccas al plato preparado. Repetir el proceso con el resto.

Sírvelas de inmediato.

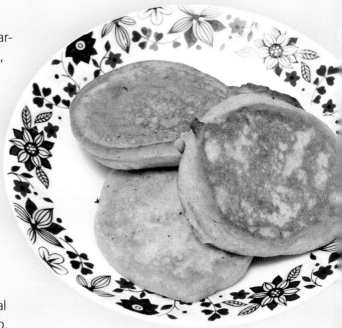

torrijas

Me entró la depre cuando descubrí la historia de la torrijas. El quid de la cuestión es que la receta data de aproximadamente el siglo IV o V (!), y desde entonces ha sido recreada de una forma u otra por todas las culturas devoradoras de pan, y puedes hacer prácticamente cualquier cosa con ella. No hay reglas. La mía es salada, pues siempre puedes aumentar el dulce, pero resulta difícil reducirlo.

En un cuenco pequeño, mezcla la harina de avena, el arruruz, la canela (si la usas) y la sal. Vierte la leche de arroz y el sirope de agave y bátelo hasta que no queden grumos.

En una sartén de freír a fuego medio, funde la mantequilla. Remoja una rebanada de pan en la mezcla de leche, cubriendo ambos lados. Coloca el pan sobre la sartén y fríe hasta que esté dorado y crujiente (2 minutos). Voltéalo y fríe hasta que el otro lado esté dorado y crujiente, 2 minutos más. Colócalo en un plato de servir y repite el proceso con el resto de ingredientes. Sirve de inmediato con mantequilla.

6 unidades

- ½ taza (50 g) de harina de avena sin gluten
- 2 cucharadas (15 g) de arruruz
- 1 cucharadita de canela molida (opcional)
- ½ cucharadita de sal
- ¾ de taza (170 g) de leche de arroz
- 1 cucharada (20 g) de sirope de agave
- 1 cucharada (15 g) de mantequilla (pág. 133), y algo más para servir
- 6 rebanadas (de 2,5 cm de grosor) de pan de sándwich (pág. 47) del día anterior

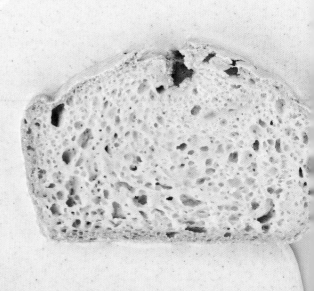

cuatro variantes de torrijas

Torrija crujiente: Toma un buen puñado de cereales sin gluten de tu elección y aplástalos con… algo. Deja que lo haga tu hijo. Después de remojar el pan en la mezcla para rebozar la torrija, pásalo por las migas de cereales antes de echarlo en la sartén y freírlo como harías con una torrija normal. ¡Vigílala mientras está en el fuego! Sacude un poco la sartén de vez en cuando para evitar que se chamusque.

Torrija horneada con compota de frutas: Haz una compota rápida cociendo tus frutas del bosque favoritas, o bien frutas con hueso, en una cacerola con unas cucharadas de azúcar o sirope de agave a fuego medio, hasta que la fruta se ablande. Coloca las torrijas preparadas sobre una bandeja de hornear, cúbrelas con la fruta y hornéalas a 180 °C, hasta que estén doradas y crujientes, unos 20 minutos. Espolvoréalas con azúcar glas vegano y sírvelas.

Rollitos de torrija con azúcar y canela: Una vez cocida la torrija, extiende una cucharadita de mantequilla (pág. 133) por encima, espolvoréala con azúcar y canela a tu gusto, y enróllala como si fuera un brazo de gitano. Cuando éramos pequeñas, mis hermanas y yo estábamos convencidas de que sabían mejor así, y aún no he hallado pruebas que demuestren lo contrario.

Torrija de arce, pero cuidado con el sirope: Para obtener el mismo sabor de la torrija empapada de arce sin agregar azúcar, añade 1 cucharadita de saborizante de arce a la masa de torrija y sigue la receta normal.

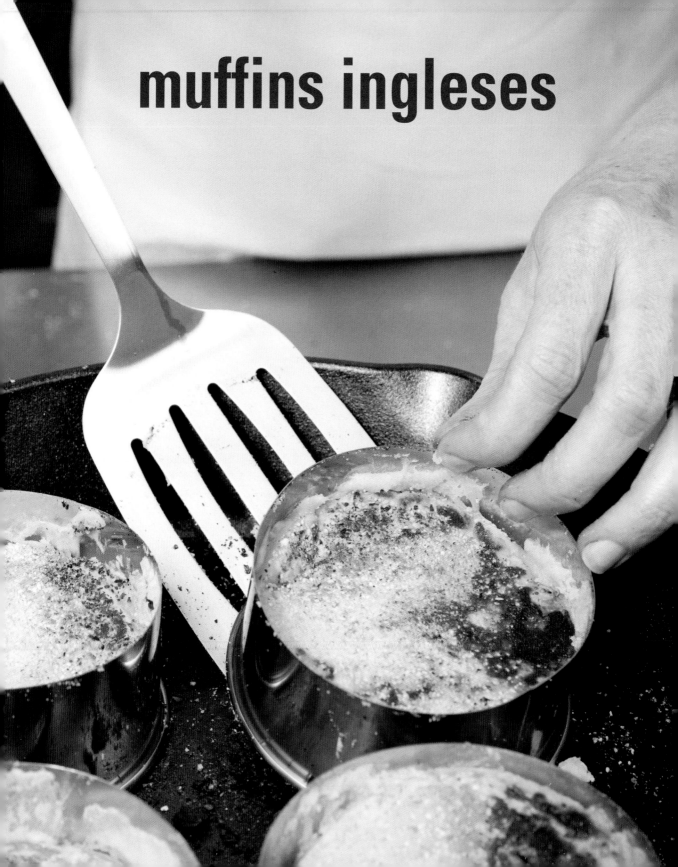

muffins ingleses

Las técnicas para comer muffins ingleses que aprendiste durante la infancia con la entrañable marca Thomas son aplicables con mi imitación: rómpelos con un tenedor, separa los lados suavemente mientras controlas el equilibrio de las proporciones, y extiende rápidamente mantequilla (pág. 133) por encima para que se filtre bien dentro de todas las grietas y recovecos. ¡O haz una pizza con ellos si quieres! También puedes espolvorear la superficie y la base con harina de maíz gruesa antes de hornear, para que tus hijos puedan armar un buen lío en tu mesa y tu suelo, en una alegre y crujiente algarabía.

En un cuenco pequeño, mezcla la leche de arroz, el azúcar y la levadura. Déjalo reposar hasta que burbujee 10 minutos.

En un cuenco mediano, mezcla la fécula de patata, las harinas, la goma xantana, la sal y el bicarbonato sódico. Vierte la mezcla de levadura, el aceite y el vinagre de manzana. Con la ayuda de una espátula de goma, remuévelo todo hasta formar una masa. Si es demasiado seca, añade un poco más de leche de arroz caliente, en tandas de 2 cucharadas, hasta que se suelte. Cubre la masa con un paño de cocina y déjala reposar en la encimera 1 hora.

Precalienta el horno a 180 °C. Forra una bandeja de horno con papel de hornear y resérvala.

Calienta una cucharadita del aceite en una sartén a fuego medio. Unta el interior de 4 aros para muffins, de 8 cm, con aceite y colócalos sobre la sartén. Espolvorea la base de cada aro con harina de maíz y llena dos tercios de cada aro con masa. Cuece los muffins 3 ½ minutos o hasta que estén dorados. Gíralos y cuécelos hasta dorar el otro lado, unos 2 minutos más. Pasa los muffins a la bandeja de hornear reservada. Pasa un cuchillo untado en mantequilla con cuidado por los lados de cada muffin y retira el aro. Repite el proceso con la masa restante. Cuando todos los muffins estén dorados y dispuestos sobre la bandeja, hornéalos hasta que estén hechos, de 8 a 10 minutos. Deja enfriar los muffins sobre la bandeja 10 minutos antes de servirlos.

2 tazas (450 g) de leche de arroz caliente (entre 38 y 43 °C), y un poco más si es necesaria

2 cucharadas más 1 cucharadita (30 g) de azúcar vegano

2 ¼ cucharaditas de levadura seca activa

1 taza (190 g) de fécula de patata

1 taza (100 g) de harina de avena sin gluten

½ taza (70 g) de harina de arroz integral

1 ½ cucharaditas de goma xantana

1 cucharadita de sal

1 cucharadita de bicarbonato sódico

4 cucharadas (55 g) de aceite de coco sin aroma, derretido, y un poco más para la sartén

1 cucharadita de vinagre de sidra de manzana

¼ de taza (33 g) de harina de maíz

panes

¡Allá vamos! Los panes son el Monte Everest de la repostería vegana y sin gluten. Son la intimidante cima que consigue que valientes reposteros vuelvan a su casa aterrorizados, con los sueños rotos y los egos vapuleados. A diferencia de los postres, no puedes contar con un glaseado para taparlos. Yo ni siquiera intenté hacer un pan durante mis primeros ocho años como repostera. Admito que estaba asustada. Pero finalmente me encerré en la cocina y presenté batalla.

Cuando salí de ella, más o menos un año después, magullada, perpleja y con quemaduras por todos los brazos, lucía una enorme sonrisa en la cara y muchas de las recetas que se encuentran en las siguientes páginas bajo el brazo.

Pero antes de empezar, veamos un poco los antecedentes. El gluten, como probablemente ya sepas, es lo que proporciona al pan su inconfundible consistencia de pan: esa textura esponjosa, etérea y blanda. Sin eso, la repostería, y la panadería en particular, resulta extremadamente difícil. Pero en cierto modo, eso me parece liberador. Por norma general, odio totalmente las normas. Pero si tenemos que eliminar el ingrediente más fundamental del pan (el gluten), y también su cómplice prohibido (el huevo), bien, pues eso nos abre un mundo lleno de posibilidades. Espero que encuentres esto tan emocionante como yo. (O quizá seas algo menos masoquista.)

pan de centeno PAN DE PASAS Y CANELA pan moreno PAN PUMPERNICKEL pan de sándwich PAN DE SÉSAMO DULCE Y SALADO masa para wraps, burritos y fajitas PAN DE HARINA DE LINO pan de maíz y verduras especiado PAN DE ZANAHORIA bollitos de salvia y boniato BOLLOS CON SEMILLAS

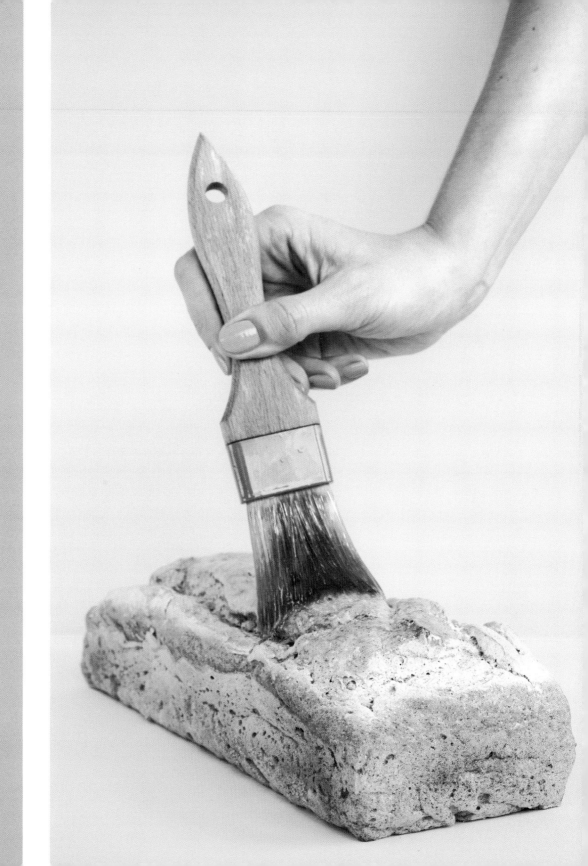

pan de centeno

Durante muchos años pensé que este pan era solo para abuelos, que lo tomaban tostado y seco, con café solo, mientras leían el periódico con cara de mal genio. Luego me mudé a Nueva York y pensé que iba bien única y exclusivamente en el sándwich de pastrami. Ahora, después de haberlo probado realmente, creo que sirve para todo, para cualquier ocasión.

Engrasa ligeramente con el aceite un molde de pan de 18 x 10 x 8 cm.

En un cuenco pequeño, mezcla el aceite de coco, el agua caliente, el sirope de agave y la levadura. Remueve una vez y deja reposar unos 10 minutos, hasta que empiecen a salir burbujas.

En un cuenco grande, mezcla las harinas, la fécula de patata, el arruruz, el polvo de hornear, la goma xantana, las semillas de alcaravea y la sal. Añade la mezcla de levadura, y con la ayuda de una espátula de goma, remueve hasta lograr la consistencia de una masa para pastel. Si la masa queda demasiado espesa, añade poquito a poco un chorrito de agua caliente. Vierte la masa en el molde preparado, cúbrelo con un paño y deja levar la masa 1 hora.

Precalienta el horno a 200 °C.

Hornea el pan durante 20 minutos, y luego gira el molde 180 grados. Hornéalo unos 15 minutos, hasta que la corteza esté dorada y tras insertar un palillo en el centro salga limpio. Deja enfriar el pan en el molde 1 hora antes de cortarlo en rebanadas.

pan de molde de 18 x 10 x 8 cm

- 2 cucharaditas de aceite de coco sin aroma, derretido, y un poco más para el molde
- 2 ¼ tazas (510 g) de agua caliente (unos 38 °C)
- 2 cucharadas (45 g) de sirope de agave
- 2 ¼ cucharaditas de levadura seca activa
- 1 taza (100 g) de harina de avena sin gluten
- ½ taza (60 g) de harina de mijo
- ¼ de taza (30 g) de harina de teff
- ¾ de taza (145 g) de fécula de patata
- ½ taza (60 g) de arruruz
- 1 cucharadita de polvo de hornear
- 1 ½ cucharaditas de goma xantana
- 2 cucharadas (15 g) de semillas de alcaravea
- 1 ½ cucharaditas de sal

pan de pasas y canela

Estoy catalogada como alguien a quien no le gustan las pasas cocidas. Una encuesta falsa revela que represento el 41 % de la población. A mi padre le encantan, por ejemplo. Pero incluso yo misma admito que hay combinaciones que no se pueden rechazar, y esta es una de ellas.

Engrasa ligeramente con el aceite un molde de pan de 18 x 10 x 8 cm.

En un cuenco pequeño, mezcla la leche de arroz caliente, el sirope de agave y la levadura. Remueve una vez y déjalo reposar hasta que empiecen a salir burbujas, unos 10 minutos.

En un cuenco grande, mezcla las harinas, el arruruz, la fécula de patata, el azúcar, la sal, el polvo de hornear, la goma xantana, la canela y las pasas. Añade el aceite y la mezcla de levadura, y con la ayuda de una espátula de goma, remueve hasta lograr la consistencia de una masa para pastel. Si la masa queda demasiado espesa, añade poquito a poco un chorrito de agua caliente. Vierte la masa en el molde preparado, cúbrelo con un paño y deja levar la masa 1 hora.

Precalienta el horno a 200 °C.

Hornea el pan durante 20 minutos, y luego gira el molde 180 grados. Hornéalo unos 15 minutos, hasta que la corteza esté dorada y tras insertar un palillo en el centro salga limpio.

Deja enfriar el pan en el molde 1 hora antes de cortarlo en rebanadas.

pan de molde de 18 x 10 x 8 cm

- 2 cucharaditas (10 g) de aceite de coco sin aroma, derretido, y un poco más para el molde
- 2 ¼ tazas (510 g) de leche de arroz caliente (a unos 38 °C)
- 2 cucharadas (45 g) de sirope de agave
- 2 ¼ cucharaditas de levadura seca activa
- 1 taza (100 g) de harina de avena sin gluten
- ¾ de taza más 1 cucharada (115 g) de harina de arroz integral
- ½ taza (60 g) de arruruz
- 1 taza (190 g) de fécula de patata
- 2 cucharadas (30 g) de azúcar vegano
- 2 cucharaditas de sal
- 1 cucharadita de polvo de hornear
- ½ cucharadita de goma xantana
- 2 cucharaditas de canela molida
- $2/3$ de taza (85 g) de pasas

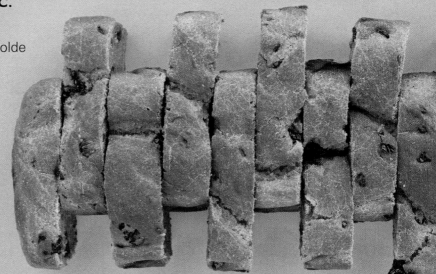

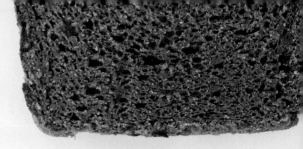

pan moreno

Este pan se confunde fácilmente con pan de trigo. De hecho, reproduce tan fielmente un pan de trigo, que si lo haces para un amigo intolerante al gluten desprevenido que no lo haya probado nunca antes, se lo pensará dos veces antes de probar una rebanada por miedo a todo el trigo que podría contener. Es uno de mis panes favoritos por antonomasia, pero incluso en su máximo esplendor, aún no puedo entender cómo funciona exactamente. Y eso hace que me guste aún más.

Engrasa ligeramente con aceite un molde de pan de 18 x 10 x 8 cm.

En un cuenco pequeño, mezcla el agua caliente, el azúcar y la levadura. Remueve una vez y deja reposar unos 10 minutos hasta que empiecen a salir burbujas. Añade la cucharada de aceite de coco derretido y remueve.

En un cuenco grande, mezcla las semillas de lino molidas, las harinas, la fécula de patata, el arruruz, el cacao en polvo, la goma xantana, el polvo de hornear y la sal. Añade la mezcla de levadura, y con la ayuda de una espátula de goma, remueve hasta lograr la consistencia de una masa para pastel. Si la masa queda demasiado espesa, añade poquito a poco un chorrito de agua caliente. Vierte la masa en el molde preparado, cúbrelo con un paño y deja levar la masa 1 hora.

Precalienta el horno a 200 °C.

Hornea el pan durante 20 minutos, y luego gira el molde 180 grados. Hornéalo unos 15 minutos, hasta que la corteza esté dorada y tras insertar un palillo en el centro salga limpio. Deja enfriar el pan en el molde 1 hora antes de cortarlo en rebanadas.

pan de molde de 18 x 10 x 8 cm

- 1 cucharada (15 g) de aceite de coco sin aroma, derretido, y un poco más para el molde
- 1 ½ tazas (340 g) de agua caliente (a 38 °C)
- 3 cucharadas (40 g) de azúcar vegano
- 2 ¼ cucharaditas de levadura seca activa
- $^{1}/_{3}$ de taza (35 g) de semillas de lino molidas (harina de lino)
- 2 $^{2}/_{3}$ tazas (265 g) de harina de avena sin gluten
- ½ taza más 1 cucharadita (65 g) de harina de teff
- $^{2}/_{3}$ de taza (130 g) de fécula de patata
- ½ taza (60 g) de arruruz
- 2 cucharadas (10 g) de cacao en polvo sin azúcar
- 2 cucharaditas de goma xantana
- 1 cucharadita de polvo de hornear
- 2 cucharaditas de sal

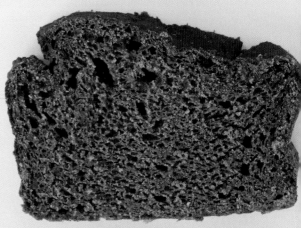

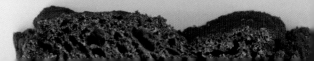

la evolución del pan

pan recién hecho al día siguiente

Los panes sin gluten y veganos, sin conservantes y otros ingredientes poco decorosos que ayudan a aparentar frescura con el transcurso del tiempo, son delicados. Verás que hay que comerlos el mismo día que los prepares. Sin embargo, hay dos trucos para alargarles la vida unos cuantos días más:

1. Corta en rodajas, envuelve en doble film transparente y congela todo el pan que no vayas a consumir en cuanto se enfríe. Cuando te apetezca, introduce el pan en la tostadora el tiempo deseado.

2. Prepara tu masa y hornea solo la parte que vayas a consumir (en moldes pequeños o aros para muffin). Envuelve la masa que no hayas usado en film transparente y guárdala en la nevera, donde aguantará hasta cinco días. Cuando quieras hacer la siguiente hornada, saca la masa de la nevera y deja que adquiera la temperatura ambiente mínimo una hora. Retira el film transparente y hornéala tal como se indica en la receta, pero vigila el tiempo de horneado, pues variará ligeramente en función del tamaño, claro.

mezclas

Prácticamente con todas estas recetas de pan puedes hacer divertidas mezclas con solo añadir ingredientes que te gustan, que tienes a mano, o que quieres probar y no se encuentran en mi lista de ingredientes. He aquí las reglas:

1. Frutos secos y semillas: Todas tus combinaciones más descabelladas funcionarán estructuralmente, siempre y cuando los nuevos ingredientes sean frescos. La única regla estricta es no usar más de ¾ de taza (unos 112 g) de cualquier combinación de semillas o frutos secos en cualquiera de las recetas.

2. Hierbas: Aunque puedes experimentar con hierbas secas, creo que el sabor resultará abrumador y un poco… ¿corporativo? Normalmente no tengo ningún problema con las hierbas secas, pero en estos panes parecen arrasar con todo. Las evito. Sin embargo, recomiendo utilizar cualquier tipo de hierbas frescas que tu corazón desee. Simplemente, no uses más de 2 ½ cucharadas por hogaza.

3. Especias: Jengibre molido, pimienta de Cayena, copos de pimiento rojo, y/o una pizca de canela les insuflan nueva vida. Empieza con una cucharadita de cualquier cosa estrafalaria que te suene bien y prueba la masa hasta conseguir el sabor deseado. Házlo cucharadita a cucharadita, pues los errores se pagan caros.

pan pumpernickel

De niña me asustaban más los panes oscuros que los blancos.
El pumpernickel era el más sospechoso de todos debido a su tonalidad
negruzca y su corteza siniestra. ¿Se había puesto malo? ¿Quién lo había
dejado fuera demasiado tiempo? Sin embargo ¿sabes que el pumpernickel
en realidad es un tipo de dulce y que se cuenta entre los panes más
deliciosos ahí fuera? De verdad. De todos los panes de este capítulo, este
es el de mis tostadas favoritas. Empápalo con mantequilla (pág. 133),
por favor. Añade una mermelada suave si quieres, pero no es necesario.

Engrasa ligeramente con aceite un molde de pan
de 18 x 10 x 8 cm.

En un cuenco pequeño, mezcla la leche de arroz
caliente, el sirope de agave y la levadura. Remueve
una vez y deja reposar unos 10 minutos hasta que
empiecen a salir burbujas.

En un cuenco grande, mezcla las harinas, las
semillas de lino molidas, el cacao en polvo, el azúcar,
la goma xantana, el polvo de hornear y la sal. Añade
el aceite, el vinagre, la compota de manzana y la
mezcla de levadura, y con la ayuda de una espátula
de goma, remueve hasta lograr la consistencia de
una masa para pastel. Si la masa queda demasiado
espesa, añade poquito a poco un chorrito de agua
caliente. Vierte la masa en el molde preparado,
cúbrelo con un paño y deja levar la masa 1 hora.

Precalienta el horno a 200 °C.

Hornea el pan durante 20 minutos, y luego gira el
molde 180 grados. Hornéalo unos 15 minutos, hasta
que la corteza esté dorada y tras insertar un palillo en
el centro salga limpio.

Deja enfriar el pan en el molde 1 hora antes de
cortarlo en rebanadas.

pan de molde de 18 x 10 x 8 cm

2 cucharadas (30 g) de aceite de coco
 sin aroma, derretido, y un poco más
 para el molde

1 ½ tazas (340 g) de leche de arroz caliente
 (a unos 38 °C)

1 cucharada (20 g) de sirope de agave

2 ¼ cucharaditas de levadura seca activa

1 ¼ tazas (175 g) de harina normal
 sin gluten marca Bob's Red Mill

½ taza (50 g) de harina de avena sin gluten

2 cucharadas (15 g) de harina de teff

¼ de taza (30 g) de semillas de lino molidas
 (harina de lino)

3 cucharadas (20 g) de cacao en polvo
 sin azúcar

2 cucharadas de azúcar vegano

2 cucharaditas de goma xantana

1 cucharadita de polvo de hornear

1 cucharadita de sal

1 cucharadita de vinagre de sidra de
 manzana

2 cucharadas (30 g) de compota
 de manzana sin azúcar

pan de sándwich

Durante mucho tiempo me preocupó el hecho de llamar a esto pan. ¿Es sencillamente pan blanco? ¿Es pan de pueblo? Básicamente, es la madre del resto de panes de este capítulo; de hecho, es el meollo de todo el libro. El pan de sándwich, tal como finalmente lo bauticé, resulta tan formidable para sándwich como remojado en un cuenco de aceite de oliva de tono verde intenso. Yo lo utilizo para hacer torrijas (pág. 36), picatostes, ensalada de pan, y cualquier otra receta que requiera algo muy de fiar.

Engrasa ligeramente con aceite un molde de pan de 18 x 10 x 8 cm.

En un cuenco pequeño, mezcla el aceite de coco, el agua caliente, el sirope de agave y la levadura. Remueve una vez y deja reposar unos 10 minutos hasta que empiecen a salir burbujas.

En un cuenco grande, mezcla la fécula de patata, las harinas, el arruruz, el polvo de hornear, la goma xantana y la sal. Añade la mezcla de levadura, y con la ayuda de una espátula de goma, remueve hasta lograr la consistencia de una masa para pastel. Si la masa queda demasiado espesa, añade poquito a poco un chorrito de agua caliente. Vierte la masa en el molde preparado, cúbrelo con un paño y deja levar la masa 1 hora.

Precalienta el horno a 200 °C.

Hornea el pan durante 20 minutos, y luego gira el molde 180 grados. Hornéalo unos 15 minutos, hasta que la corteza esté dorada y tras insertar un palillo en el centro salga limpio. Deja enfriar el pan en el molde 1 hora antes de cortarlo en rebanadas.

pan de molde de 18 x 10 x 8 cm

- 2 cucharadas (30 g) de aceite de coco sin aroma, derretido, y un poco más para el molde
- 2 ¼ tazas (510 g) de agua caliente (a unos 38 °C)
- 2 ½ cucharadas (55 g) de sirope de agave
- 2 ¼ cucharaditas de levadura seca activa
- 1 taza (190 g) de fécula de patata
- 1 taza (100 g) de harina de avena sin gluten
- ¾ de taza (90 g) de harina de mijo
- ½ taza (60 g) de arruruz
- 1 cucharadita de polvo de hornear
- 1 ½ cucharaditas de goma xantana
- 1 ½ cucharaditas de sal

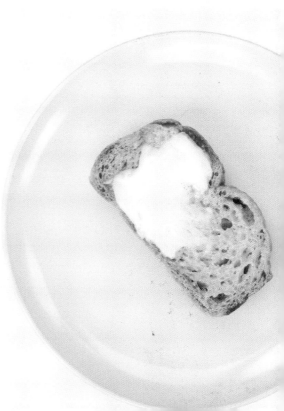

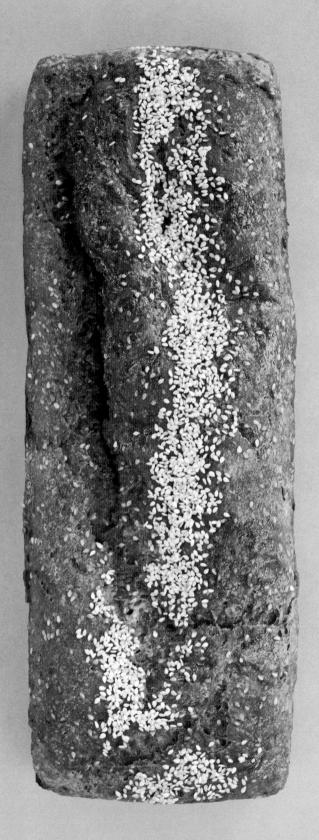

pan
de sésamo
dulce y
salado

La primera tienda de BabyCakes NYC, en el Lower East Side de Manhattan, está a pocos pasos del Chinatown. En ese barrio puedes encontrar algunas de las experiencias culinarias más fascinantes del planeta. Yo solo puedo disfrutar más o menos de seis de ellas. Pero cuando paso por delante de alguna de las numerosas panaderías del barrio chino, resulta imposible ignorar las flotas de bollos alineados en los escaparates, como rechonchos y lustrosos bañistas urbanos tomando el sol. Esas maravillas deambulaban por mi mente mientras desarrollaba esta receta.

Engrasa ligeramente con aceite un molde de pan de 18 x 10 x 8 cm.

En un cuenco pequeño, mezcla 2 cucharadas del aceite de coco, el agua caliente, 2 cucharadas del sirope de agave y la levadura. Remueve una vez y deja reposar unos 10 minutos hasta que empiecen a salir burbujas.

En un cuenco grande, mezcla las harinas, el arruruz, la fécula de patata, las semillas de sésamo, la goma xantana, el polvo de hornear, el bicarbonato sódico y la sal. Añade la mezcla de levadura, y con la ayuda de una espátula de goma, remueve hasta lograr la consistencia de una masa para pastel. Si la masa queda demasiado espesa, añade poquito a poco un chorrito de agua caliente. Vierte la masa en el molde preparado, cúbrelo con un paño y deja levar la masa 1 hora.

Precalienta el horno a 200 °C.

En un cuenco, mezcla las 2 cucharadas restantes del sirope de agave con la cucharada de aceite. Unta la masa con la mezcla y espolvoréala con la sal y las semillas adicionales.

Hornea el pan durante 20 minutos, y luego gira el molde 180 grados. Hornéalo unos 15 minutos, hasta que la corteza esté dorada y tras insertar un palillo en el centro salga limpio.

Deja enfriar el pan en el molde 1 hora antes de cortarlo en rebanadas.

pan de molde de 18 x 10 x 8 cm

3 cucharadas (40 g) de aceite de coco sin aroma, derretido, y un poco más para el molde

2 tazas (450 g) de agua caliente (a unos 38 °C)

¼ de taza (90 g) de sirope de agave

2 ¼ cucharaditas de levadura seca activa

2 ¼ tazas (225 g) de harina de avena sin gluten

¼ de taza (30 g) de harina de garbanzo y haba

1/3 de taza (40 g) de arruruz

2/3 de taza (130 g) de fécula de patata

½ taza (65 g) de semillas de sésamo tostadas, y un poco más para espolvorear

2 cucharaditas de goma xantana

1 cucharadita de polvo de hornear

¼ de cucharadita de bicarbonato sódico

2 cucharaditas de sal, y un poco más para espolvorear

masa para wraps, burritos y fajitas

Si eres una de esas personas superprevisoras que siempre piensa en todo con antelación, esta receta es perfecta para ti. Es fácil de hacer, se conserva muy bien en el congelador, y resulta sumamente versátil. Asegúrate de extenderlo muy fino, pues tiende a hincharse bastante durante la cocción. También puede servir para hacer pan de pita, si estás pensando en hacer algunas bolas de falafel, o bien hummus (pág. 134). Solo tienes que extender la masa siguiendo las instrucciones, cortarla en círculos de 20 cm, doblarlos en forma de medias lunas, sellar los lados con la punta de los dedos ¡y al horno!

En un cuenco mediano, mezcla las harinas, el arruruz, el azúcar, la levadura, la goma xantana, el polvo de hornear y la sal. Vierte la leche y el aceite de coco, y con la ayuda de una espátula de goma, remueve hasta conseguir una masa espesa. Si queda demasiado seca, añade poquito a poco un chorrito de agua caliente. Envuelve la masa en film transparente y refrigérala 1 hora.

Precalienta el horno a 165 °C. Forra una bandeja de horno con papel de hornear y resérvala.

Saca la masa de la nevera, desenvuélvela y colócala entre 2 hojas de papel de hornear. Extiende la masa hasta formar un rectángulo de unos 6 mm de grosor. Retira el papel de hornear, corta la masa en 4 rectángulos del mismo tamaño y colócalos en la bandeja de hornear preparada.

Hornea el wrap hasta que esté solo un poquito dorado, 10 minutos.

Deja enfriar el wrap en la bandeja 10 min. antes de servir.

4 unidades

- 1 taza (140 g) de harina normal sin gluten Bob's Red Mill
- ¼ de taza (25 g) de harina de avena sin gluten
- ½ taza (60 g) de arruruz
- 2 cucharadas (30 g) de azúcar vegano
- 2 ¼ cucharaditas de levadura seca activa
- 1 cucharadita de goma xantana
- ¼ de cucharadita de polvo de hornear
- 1 cucharadita de sal
- ¾ de taza más 2 cucharadas (200 g) de leche de coco a temperatura ambiente
- ¼ de taza (55 g) de aceite de coco sin aroma, derretido

pan de harina de lino

Sin ninguna otra razón que lo justifique, a parte del hecho de que todas mis recetas llevan ya mucho tiempo gozando de los beneficios de este maravilloso ingrediente, me siento la mar de orgullosa del éxito de la harina de lino. Estos últimos años, las semillas de lino molidas (también conocidas como «harina de lino») han pasado de ser un ingrediente relativamente desconocido y poco saludable, a convertirse en algo totalmente reconocible y catalogado como un éxito del consumo de masas. Yo la uso a menudo, pero en dosis pequeñas. ¡Menos aquí! La gran cantidad de fibra y omega 3 del lino, combinada con las semillas de chía, lo convertirán en tu pan favorito cuando sientas remordimientos después de haberte atiborrado de ellos...

Engrasa ligeramente con aceite el molde de pan.

En un cuenco pequeño, mezcla el agua caliente, el sirope de agave y la levadura. Remover una vez y dejar reposar hasta que empiecen a salir burbujas.

En un cuenco grande, mezcla las harinas, el arruruz, la fécula de patata, las semillas de lino molidas, las semillas de chía, la goma xantana, el polvo de hornear, el bicarbonato sódico y la sal. Añade el aceite, la compota de manzana y la mezcla de levadura, y con la ayuda de una espátula de goma, remueve hasta lograr la consistencia de una masa para pastel. Si la masa queda demasiado espesa, añade poquito a poco un chorrito de agua caliente. Vierte la masa en el molde preparado, cúbrelo con un paño y deja levar la masa 1 hora.

Precalienta el horno a 200 °C.

Hornea el pan durante 20 minutos, y luego gira el molde 180 grados. Hornéalo unos 15 minutos, hasta que la corteza esté dorada y al insertar un palillo en el centro salga limpio. Deja enfriar el pan en el molde 1 hora antes de cortarlo en rebanadas.

pan de molde de 18 x 10 x 8 cm

- 2 cucharadas (30 g) de aceite de coco sin aroma, derretido, y un poco más para el molde
- 1 ½ tazas (340 g) de agua caliente (a unos 38 °C)
- 2 cucharadas (45 g) de sirope de agave
- 2 ¼ cucharaditas de levadura seca activa
- 1 taza (140 g) de harina normal sin gluten Bob's Red Mill
- ¾ de taza (75 g) de harina de avena sin gluten
- ¼ de taza (30 g) de harina de teff
- ½ taza (60 g) de arruruz
- ⅓ de taza (65 g) de fécula de patata
- ¼ de taza (30 g) de semillas de lino molidas (harina de lino)
- ¼ de taza (40 g) de semillas de chía
- 1 cucharadita de goma xantana
- 1 cucharadita de polvo de hornear
- ¼ de cucharadita de bicarbonato sódico
- 2 cucharaditas de sal
- 1 cucharada (15 g) de compota de manzana sin azúcar

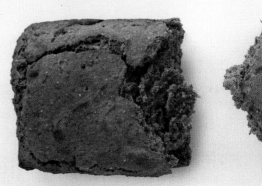

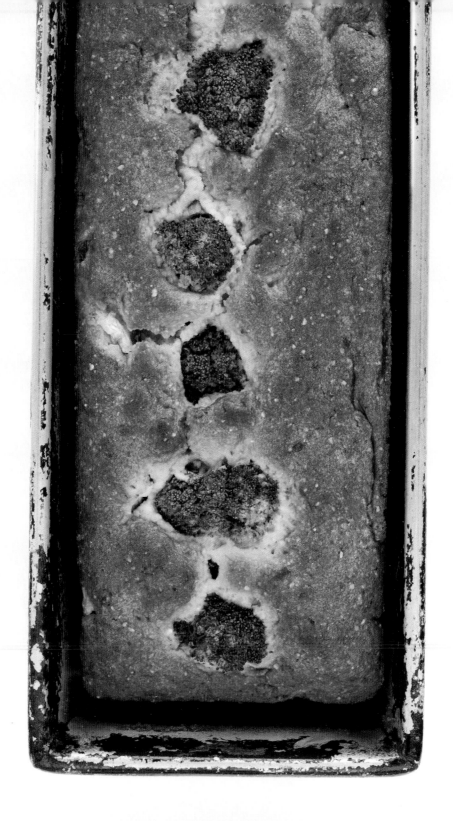

pan de maíz y verduras especiado

En la panadería nos acosan constantemente para obtener esta receta, que es muy resultona, increíblemente dulce e indiscutiblemente encantadora. Pero la verdad es que estoy deseando poner esta receta en tus manos para cambiar de tema y poder seguir hablando sobre mi próximo corte de pelo.

Precalienta el horno a 160 °C. Engrasa ligeramente con aceite un molde de pan de 18 x 10 x 8 cm.

Vierte la leche de arroz y el vinagre en un cuenco pequeño, pero no lo remuevas; reserva la mezcla hasta que se convierta en suero de leche.

En un cuenco mediano, mezcla las harinas, la maicena, el polvo de hornear, el bicarbonato sódico, la goma xantana, los copos de pimiento rojo y la sal. Añade el aceite, el sirope de agave, la compota de manzana y la vainilla, y con la ayuda de una espátula de goma, remueve todo bien. Añade el suero de leche. Remueve suavemente hasta lograr la consistencia de una masa ligeramente granulosa. Añade la cebolla, el calabacín y el brócoli. Vierte la masa en el molde preparado y espolvoréala con la pimienta negra por encima.

Hornea el pan de maíz 30 minutos, y luego gira el molde 180 grados. Hornéalo unos 10-12 minutos, hasta que la corteza esté dorada y tras insertar un palillo en el centro salga limpio. Deja enfriar el pan en el molde 30 minutos antes de cortarlo en rebanadas.

pan de molde de 18 x 10 x 8 cm

½ taza (110 g) de aceite de coco sin aroma, derretido, y un poco más para el molde

²/₃ de taza (150 g) de leche de arroz

1 cucharada (15 g) de vinagre de sidra de manzana

¾ de taza (105 g) de harina normal sin gluten Bob's Red Mill

½ taza (60 g) de fécula de maíz (maicena)

½ taza (65 g) de harina de maíz

2 cucharadas de polvo de hornear

1 cucharadita de bicarbonato sódico

1 cucharadita de goma xantana

1 cucharadita de copos de pimiento rojo triturados

1 cucharadita de sal

½ taza (175 g) de sirope de agave

¹/₃ de taza (80 g) de compota de manzana sin azúcar

1 cucharadita de extracto de vainilla puro

¼ de cebolla picada fina

½ calabacín picado

¼ de taza (25 g) de ramitos de brócoli, cortados por la mitad

Pimienta negra recién molida

pan de zanahoria

En cada una de mis panaderías, los cupcakes de zanahoria son los más vendidos. Sin duda es por la increíble jugosidad y la sutil dulzura que aportan las zanahorias. Para elaborar este pan he usado la misma proporción de zanahorias y harina que uso en la masa de pastel, pero he reducido tanto el azúcar como la grasa para otorgarle una miga más ligera y liviana. Me gusta especialmente elaborar esta receta con aceite de nuez, pero el aceite de coco también resulta perfecto.

Engrasa ligeramente con aceite un molde de pan de 18 x 10 x 8 cm.

En un cuenco pequeño, mezcla el aceite, el agua caliente, el azúcar y la levadura. Remueve una vez y deja reposar unos 10 minutos hasta que empiecen a salir burbujas.

En un cuenco mediano, mezcla la harina, el arruruz, la goma xantana, el polvo de hornear, la canela, la nuez moscada y la sal. Añade la mezcla de levadura y con la ayuda de una espátula de goma, remueve hasta lograr la consistencia de una masa para pastel. Si la masa es demasiado espesa, añade poquito a poco un chorrito de agua caliente. Añade las zanahorias y las nueces (si las usas). Vierte la masa en el molde preparado, cúbrelo con un paño y deja levar la masa 1 hora.

Precalienta el horno a 200 °C.

Hornea el pan durante 20 minutos y luego gira el molde 180 grados. Hornéalo unos 15 minutos, hasta que la corteza esté dorada y tras insertar un palillo en el centro salga limpio.

Deja enfriar el pan en el molde 1 hora antes de cortarlo en rebanadas.

pan de molde de 18 x 10 x 8 cm

- 3 cucharadas (40 g) de aceite de nuez o de aceite de coco sin aroma, derretido, y un poco más para el molde
- 1 ½ tazas (340 g) de agua caliente (a unos 38 °C)
- 4 cucharadas (55 g) de azúcar vegano
- 2 ¼ cucharaditas de levadura seca activa
- 2 tazas (280 g) de harina normal sin gluten Bob's Red Mill
- 2 cucharadas (15 g) de arruruz
- ½ cucharadita de goma xantana
- 1 cucharadita de polvo de hornear
- 2 cucharaditas de canela en polvo
- ¼ de cucharadita de nuez moscada molida
- 1 ½ cucharaditas de sal
- 2 tazas (255 g) de zanahorias cortadas en tiras y comprimidas
- ¾ de taza (95 g) de nueces picadas (opcional)

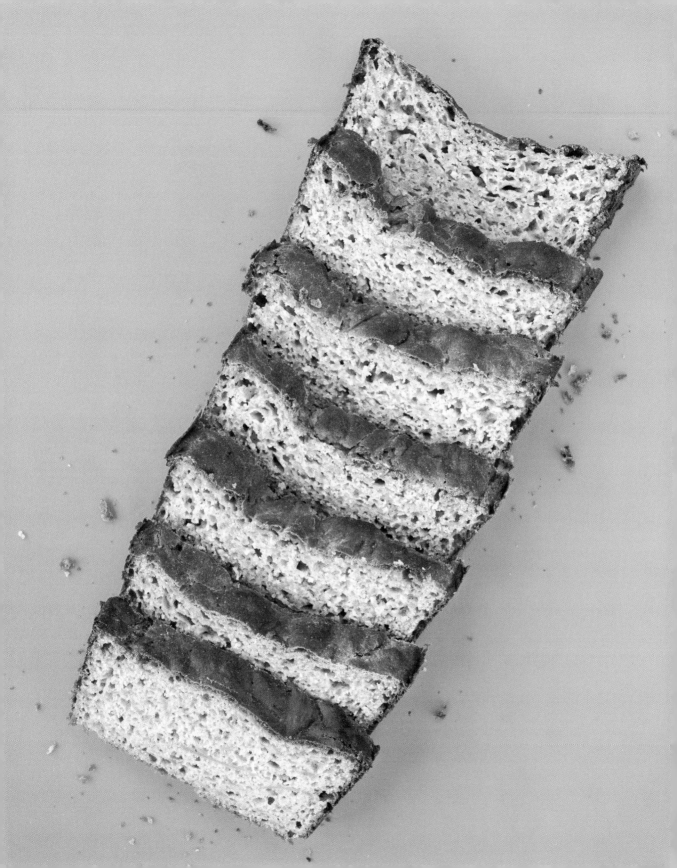

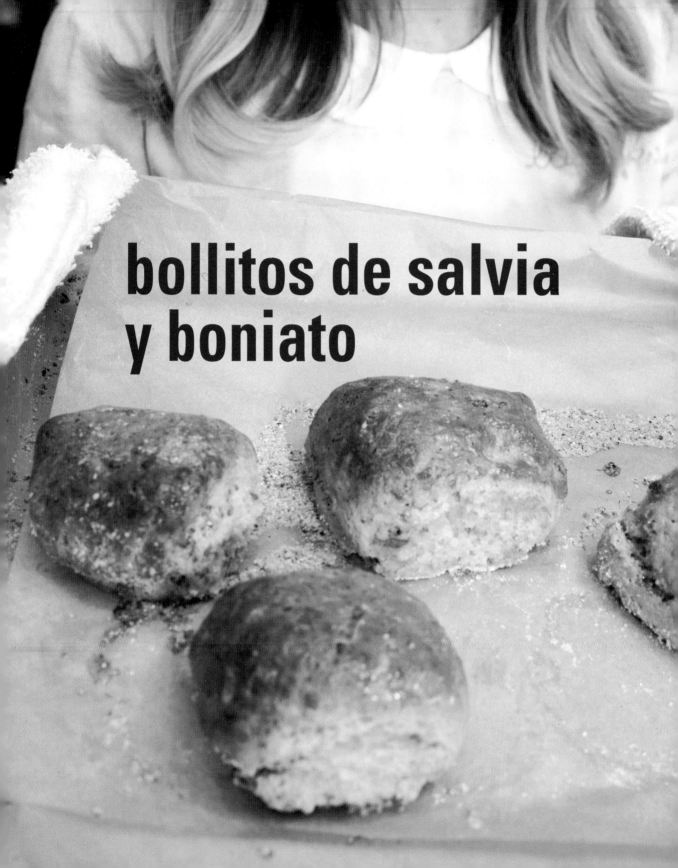

bollitos de salvia y boniato

Aunque estos bollos constituyen un hermoso complemento para la cena, en realidad fueron creados para tu mesa del Día de Acción de Gracias. Puedes utilizar boniatos frescos y hacerlos puré para aportar un sabor aún más profundo a esta receta, y si no te va la salvia, tanto el romero como el tomillo son excelentes sustitutos.

Forra 1 bandeja de horno con papel de hornear, espolvoréala con la harina de maíz y resérvala.

En un cuenco pequeño, mezcla la leche de arroz caliente, el sirope de agave y la levadura. Remueve una vez y deja reposar unos 10 minutos hasta que empiecen a salir burbujas.

En un cuenco mediano, mezcla la harina de avena, la fécula de patata, el polvo de hornear, el bicarbonato sódico, la goma xantana y la sal. Añade la mezcla de levadura y con la ayuda de una espátula de goma, remueve todo hasta formar una masa pegajosa. Incorpora la salvia.

Con una medida de ½ taza, toma porciones de masa y colócalas sobre la bandeja de horno preparada, formando cuadrados. No dejes más de 1 cm entre cada bollo de la bandeja, cúbrela con un paño y deja levar los bollos 1 hora.

Precalienta el horno a 200 °C.

Hornea los bollos durante 10 minutos y luego gira la bandeja 180 grados. Sigue horneándolos unos 6 minutos hasta que la corteza esté dorada y tras insertar un palillo en el centro salga limpio. Deja enfriar los bollos en la bandeja 10 minutos antes de servirlos.

12 unidades

- ¼ de taza (35 g) de harina de maíz, para la bandeja de horno
- 1 ½ tazas (340 g) de leche de arroz caliente (a unos 38 °C)
- 3 cucharadas (65 g) de sirope de agave
- 2 ½ cucharaditas de levadura seca activa
- $^1/_3$ de taza (70 g) de aceite de coco sin aroma, derretido
- ½ taza (165 g) de puré de boniato en lata (a temperatura ambiente)
- 3 tazas (300 g) de harina de avena sin gluten
- ½ taza (95 g) de fécula de patata
- 1 cucharadita de polvo de hornear
- ¼ de cucharadita de bicarbonato sódico
- 1 ½ cucharaditas de goma xantana
- 2 cucharaditas de sal
- $^1/_3$ de taza (10 g) de hojas de salvia picadas

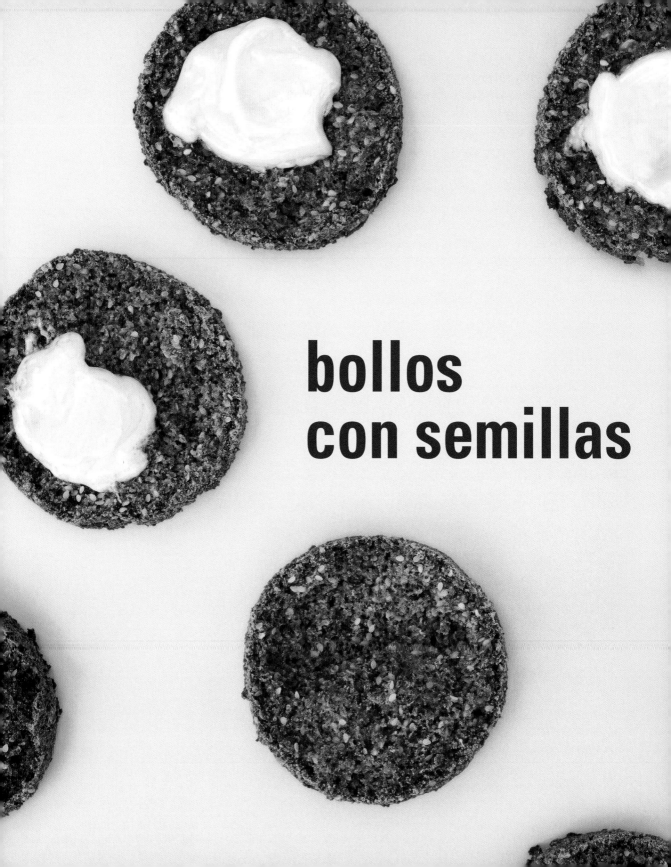

bollos con semillas

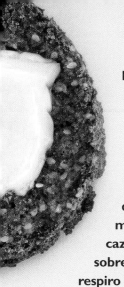

Decidí agrupar estas semillas porque todas se cuecen más o menos a la misma velocidad, y juntas hacen que cada mordisco de este pan se convierta en una experiencia multicapa. La gracia de estos bollos está en (*a*) usar cualquier cosa que tengas en la despensa, y (*b*) las semillas, que le dan un saborcillo muy divertido. Además: (*c*) pueden mantener a mi hija ocupada por lo menos veinte minutos cazando las semillas fugitivas con sus deditos sobre la mesa de la cocina. Eso me garantiza un respiro de veinte minutos siempre que lo necesite.

Forra 1 bandeja de horno con papel de horno, pincélala con el aceite y resérvala.

En un cuenco pequeño, mezcla el agua caliente, el sirope de agave y la levadura. Remueve una vez y deja reposar unos 10 minutos hasta que empiecen a salir burbujas.

En un cuenco mediano, mezcla las harinas, la fécula de patata, las semillas de amapola, las semillas de sésamo, las semillas de chía, las semillas de lino molidas, el azúcar, el polvo de hornear, la goma xantana y la sal. Añade el aceite, el vinagre y la mezcla de levadura y con la ayuda de una espátula de goma, remueve hasta lograr la consistencia de una masa para pastel. Si la masa queda muy seca, añade poquito a poco un chorrito de agua.

Con una medida de ½ taza, toma porciones de masa y colócalas sobre la bandeja de horno preparada, sin más. Cubre la bandeja con un paño y deja levar los bollos 1 hora.

Precalienta el horno a 200 °C.

Hornea los bollos durante 10 minutos y luego gira la bandeja 180 grados. Sigue horneándolos hasta que estén dorados y, al insertar un palillo en el centro, este salga limpio, unos 4 minutos. Deja enfriar los bollos en la bandeja 10 minutos antes de servirlos.

8 unidades

- 4 cucharaditas (20 g) de aceite de coco sin aroma, derretido, y un poco más para engrasar la bandeja
- 1 ¼ tazas (280 g) de agua caliente (a unos 38 °C)
- 2 cucharadas (45 g) de sirope de agave
- 2 ¼ cucharaditas de levadura seca activa
- 1 ½ tazas menos 2 cucharadas (140 g) de harina de avena sin gluten
- 1 taza menos 2 cucharadas (105 g) de harina de teff
- ¼ de taza (50 g) de fécula de patata
- ¼ de taza (20 g) de semillas de amapola
- 2 cucharadas (22 g) de semillas de chía
- 2 cucharadas (15 g) de semillas de lino molidas (harina de lino)
- 2 cucharadas (30 g) de azúcar vegano
- 1 cucharadita de polvo de hornear
- 1 cucharadita de goma xantana
- 1 cucharadita de sal
- 4 cucharaditas (80 g) de vinagre de sidra de manzana

sándwiches

Ser capaz de preparar un sándwich fue uno de los factores que motivaron el desarrollo de este libro de recetas de panes en su mayoría salados. Seguro que no te sorprenderá. Todos los que trabajen con adultos con restricciones alimentarias sabrán que a veces sencillamente no es posible conseguir el almuerzo de tus sueños, y hay días que te tendrás que conformar con cualquier cosa para aguantar toda la jornada laboral. Pero sinceramente, estoy harta de pasar por la cara y humillante experiencia de pedir un sándwich en un restaurante para comerme solo el relleno, lo cual ha pasado demasiadas veces últimamente.

Los sándwiches que aparecen a continuación son algunos de mis favoritos, aunque no existen limitaciones al respecto. He añadido un sencillo sándwich de pepino para el té (pág. 67) para ilustrar que puedes hacer algo delicioso con la nevera casi vacía. También hay algunas recetas —el sándwich de hinojo asado con crema de alubias blancas (pág. 66), por ejemplo—, que son un poco más detalladas, pero he llegado a amarlas como una exploración a una galaxia lejana de lo que es posible ahora que tenemos pan.

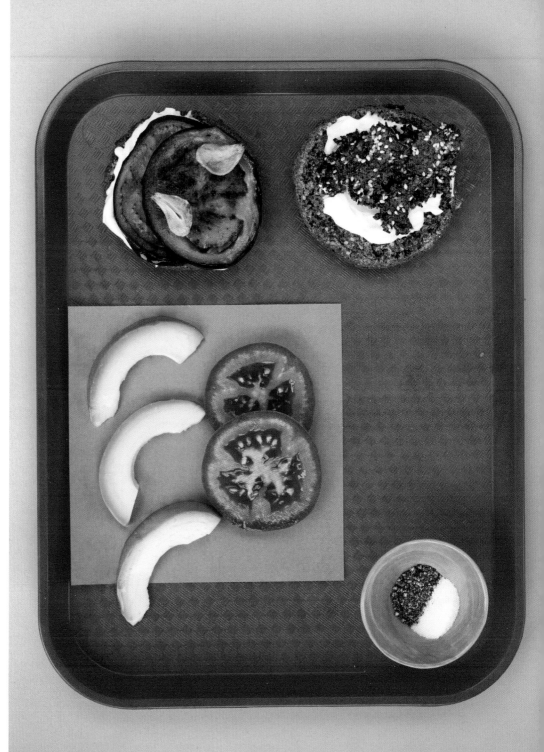

sándwich vegetal

Me dispuse a crear mi versión del clásico sándwich vegetal, y hasta aquí he llegado: col rizada, berenjena, aguacate y tomates. Confía en mí: es una de esas recetas que funciona incluso aunque no lo parezca. Lo que puedo decir es que son las chips de col rizada las que hacen que alcance niveles gloriosos. No las escatimes al montar el sándwich.

Cubre un plato grande con papel de cocina y resérvalo.

Calienta una cucharadita del aceite en una sartén grande a fuego bajo. Añade el ajo y cuécelo, removiendo suavemente, hasta que esté ligeramente dorado, de 1 a 1 ½ minutos. Vierte el ajo en un cuenco pequeño.

Vierte el aceite restante en la sartén, luego añade las rodajas de berenjena y fríelas hasta que tengan la base dorada, unos 3 minutos. Gira las rodajas y fríelas hasta que se doren por el otro lado y estén cocidas, unos 2 minutos más. Pasa la berenjena al plato con papel de cocina.

Corta los bollos con semillas por la mitad y unta cada parte con mayonesa. Coloca 2 rodajas de berenjena en cada mitad del bollo, corónalas con el ajo, 2 rodajas de tomate, 4 rodajas de aguacate y 3 trozos de col rizada; aliña con sal y pimienta. Cubre con la mitad superior del bollo. Sírvelo inmediatamente.

6 unidades

2 cucharadas (30 g) de aceite de coco sin aroma, derretido, o aceite de oliva

2 dientes de ajo picados

½ berenjena pelada y cortada en rodajas de 1 cm

6 bollos con semillas (pág. 58)

6 cucharadas (85 g) de mayonesa (pág. 131)

1 tomate mediano cortado en rodajas

1 aguacate cortado en rodajas

Chips de col rizada (pág. 126)

Sal y pimienta negra recién molida

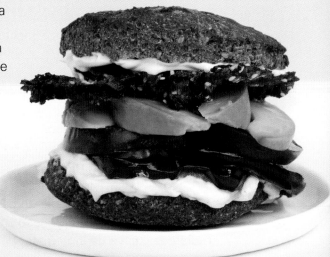

queso a la plancha desmenuzado

El arte del sándwich de queso a la plancha se ha transmitido de generación en generación, y cada persona ha construido su propio estilo y método sobre los hombros de sus antepasados y lo ha trasladado a los fogones. No pretendo ser la encargada de dictar las reglas de este viaje. Lo único que haré es darte dos apuntes breves: 1. El pan de BabyCakes, probablemente debido al aceite de coco, se mezcla deliciosamente con el queso, así que puede que tengas que reconsiderar tu selección de quesos favoritos. 2. La mantequilla hace crujientes los sándwiches, haciéndolos un pelín más ligeros que los sándwiches que recuerdo de mi juventud, a veces más blandos (¡lo cual es tanto una advertencia como un motivo de celebración!)

Unta un lado de cada rebanada de pan con mantequilla.

Calienta una sartén de hierro fundido antiadherente a fuego medio. Coloca una rebanada de pan sobre la sartén con el lado de la mantequilla hacia abajo. Pon ½ taza (55 g) de queso sobre el pan, coloca una segunda rebanada de pan encima, con el lado de la mantequilla arriba, y deja que se haga hasta que esté dorado, 1 ½ minutos más o menos. Voltea el sándwich y pon una sartén pesada encima para apretarlo. Hazlo hasta que la segunda rebanada de pan esté dorada, otro minuto y medio más. Pasa el sándwich a una tabla de cortar y córtalo en diagonal con un cortador de pizza. Repite el proceso con el resto de ingredientes y sirve de inmediato.

6 unidades

1 hogaza de pan de sándwich (pág. 47), cortado en 12 rodajas (de 1 cm de grosor)

¼ de taza (55 g) de mantequilla (pág. 133), ablandada

3 tazas (340 g) de queso sin gluten vegano rallado (prefiero Daiya o Teese)

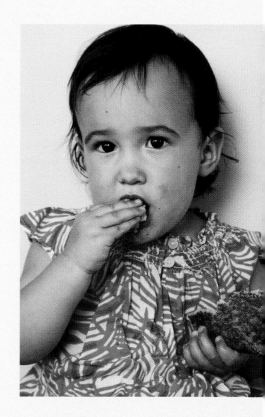

sándwich de rúcula y aguacate con crema de nueces

La tienda de comestibles es mi santuario. A menudo me paseo por ella sabiendo perfectamente que no necesito nada, solo para recorrer los pasillos. En una de mis recientes visitas sin objetivo, me tropecé con el aceite de nuez, del que nunca había oído hablar hasta entonces. Así que solté mis 19 dólares (más o menos) y me traje a casa aquella lata hermosa y diminuta. ¡Fue una revelación! Esta receta no requiere aceite de nuez, pues es demasiado caro para ponerlo en la lista y quedarme con la conciencia tranquila (en casa me lo raciono para que dure). Esta es mi versión de imitación del aceite de nuez, en forma de crema, pero con toda esa suculencia y ese sabor a nuez que me encanta.

En una sartén pequeña a fuego medio, tuesta las nueces, agitándolas de vez en cuando, hasta que estén doradas y fragantes, alrededor de 1 minuto. Retira las nueces del fuego, deja que se enfríen y pícalas.

En un procesador de alimentos, mezcla las alubias blancas, ¾ de taza (75 g) de las nueces tostadas, 2 cucharadas del aceite de oliva, el zumo de limón y el ajo, y tritúralo hasta obtener un puré suave. Traslada la crema a un cuenco pequeño, añade la sal, sazona con la pimienta y añade las nueces restantes.

Corta dos rebanadas de pan de zanahoria. Extiende una cucharada colmada de la crema de nueces sobre cada rebanada. Cubre una rebanada con la rúcula, el aguacate, un chorrito de aceite de oliva, una pizca de zumo de limón y sal y pimienta al gusto. Cierra el sándwich y sírvelo.

6 unidades

MASA DE CRUASÁN

1 taza (100 g) de nueces

½ lata (de 210 g) de alubias blancas escurridas

2 cucharadas (30 g) de aceite de oliva, y un poco más para rociar

1 cucharada (15 g) de zumo de limón recién exprimido

1 diente de ajo picado

½ cucharadita (3 g) de sal

Pimienta negra recién molida

Pan de zanahoria (pág. 54)

2 tazas (40 g) de rúcula fresca

1 aguacate maduro cortado en rodajas

2 cucharadas (30 g) de zumo de limón recién hecho

Sal y pimienta negra recién molida

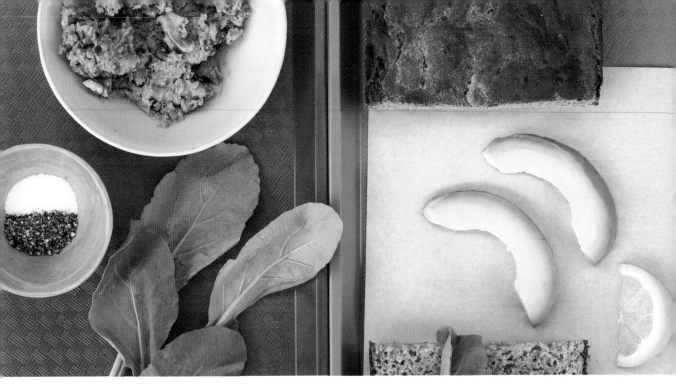

sándwich bar

Por segunda vez en mi vida, me estreno en esto de hacer emparedados (la primera vez fue en 1983 más o menos). Pero al escribir este libro, he ido mucho más allá para averiguar cuáles son mis sándwiches favoritos. Los que me gustan más ya tienen su propia página, pero hay algunos que sencillamente no podía evitar añadir. Así que aquí tienes unas cuantas ideas más para usar todo ese pan que has hecho.

Monte Cristo: Sigue la receta de la torrija (pág. 36), añadiendo un puñado de queso vegano (de todos los que hay, mis preferidos son los de Daiya) y unas cuantas rodajas de una verdura asada, o bien un poco de carne falsa (cualquiera que te guste). Sigue las instrucciones y sírvelo.

Algo empanado: Mezcla unas migas de pan del día anterior, empana ligeramente tu verdura favorita más sustanciosa (la berenjena y los champiñones Portobello son perfectos) y fríelos con aceite en la parrilla hasta que estén crujientes. Sobre una bandeja de horno, coloca 2 rebanadas gruesas de pan y pon encima las verduras, una cantidad generosa de salsa para pizza (pág. 74) y un puñadito de queso vegano, y ponlo 10 minutos en el horno precalentado a 180 °C, o hasta que el queso se funda. ¡Cierra el sándwich y disfruta!

Cruasán de queso a la parrilla: Abre el cruasán por la mitad, espolvoréalo con un buen puñado de queso vegano, ciérralo y tuéstalo sobre una pequeña sartén a fuego medio durante 3 minutos por cada lado, o hasta que el queso de dentro se funda.

sándwich de hinojo asado
con crema de alubias blancas

Puedo mimarme de vez en cuando, ¿verdad? Esta receta es de lo más sofisticada, con tantas instrucciones poco dulces como me siento capaz de asignarte. ¡Venga, no es tanto trabajo! Si quieres experimentar con otras verduras asadas en lugar del hinojo, creo que las verduras consistentes, como la calabaza o la berenjena, funcionan muy bien.

Precalienta el horno a 200 °C. Forra una bandeja de horno con borde con papel de hornear y resérvala.

Coloca las rodajas de hinojo sobre la bandeja, rocíalas con el aceite y el zumo de limón y espolvoréalas con sal y pimienta. Hornéalas 20 minutos hasta que estén tiernas. Déjalas enfriar en la bandeja 15 minutos.

Prepara la crema de alubias blancas: Calienta el aceite en una sartén grande a fuego medio. Añade la cebolla y rehógala, removiendo, hasta que esté tierna, unos 3 minutos. Añade el ajo y cuécelo 1 minuto, removiendo. Retira la sartén del fuego y deja enfriar la mezcla en la sartén 5 minutos.

En un procesador de alimentos, mezcla el preparado de cebolla, las alubias, el zumo de limón, el romero y la cayena, y sazónalo a tu gusto con sal y pimienta. Tritura hasta que la mezcla sea suave, aunque ligeramente gruesa.

Para servir, extiende una buena cucharada de crema de alubias blancas sobre cada rebanada de pan. Coloca el hinojo en la mitad de las rebanadas, espolvoréalo con un poco de sal y pimienta negra, coloca encima las rebanadas de pan restantes y sírvelo.

6 unidades

2 bulbos de hinojo medianos, recortados, descorazonados y cortados en rodajas

3 cucharadas (40 g) de aceite de oliva

1 cucharada (15 g) de zumo de limón

Sal y pimienta recién molida

CREMA DE ALUBIAS BLANCAS

2 cucharadas (30 g) de aceite de oliva

¼ de cebolla amarilla pequeña picada

2 dientes de ajo picados

1 lata (de 425 g) de alubias blancas escurridas

3 cucharadas (45 g) de zumo de limón recién exprimido

1 cucharada (2 g) de romero fresco picado

½ cucharadita de pimienta de Cayena o copos de pimiento rojo triturados

Sal y pimienta recién molida

12 rodajas del pan de tu elección

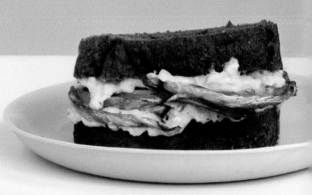

sándwich de pepino para el té

Este sándwich es un excelente ejemplo de cómo a menudo la perfección se halla en la simplicidad. Es delicado y ligero, y juega con la textura tanto como con el sabor. El pan sin tostar con mantequilla es uno de los verdaderos grandes logros de la humanidad.

En un cuenco mediano, espolvorea ligeramente las tiras de pepino con sal, mezcla con cuidado y reserva.

Extiende una cucharada de mantequilla en un lado de cada rebanada de pan y dobla un cuarto del pepino en capas sobre una rebanada. Coloca un poco de eneldo encima del pepino y espolvorea con sal y pimienta. Coloca encima la otra rebanada de pan, retira las cortezas con un cuchillo, y divide el sándwich en cuatro cuadrados iguales. Sigue el mismo proceso con el resto de sándwiches.

4 unidades

1 pepino holandés, pelado y cortado a tiras

Sal

4 cucharadas (55 g) de mantequilla (pág. 133), ablandada

8 rodajas de pan de sándwich (pág. 47)

1 ½ cucharaditas de eneldo fresco cortado

Pimienta negra recién molida

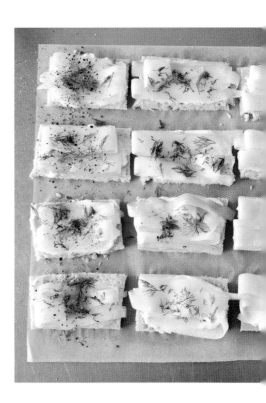

pizza y focaccia

Para evitar discusiones, supongamos que existe un solo ideal platónico de masa de pizza. Fina, pero sin llegar a ser una galleta salada. Blanda, pero no pastosa, y puede aguantar hasta un par de coberturas estándar sin quedar destrozada. Es sencilla y perfecta.

Jim Lahey, de la Sullivan Street Bakery de Nueva York, es uno de esos maestros modernos de la masa de pizza, al igual que las más venerables pizzerías de la ciudad de Nueva York, nuevas y viejas: Totonno's de Coney Island, John's, en Bleecker Street, Manhattan, y en especial, Roberta's, de Brooklyn. Los que no tomamos gluten, probablemente nunca hemos probado masas como esas (y quizá muchos de los que sois veganos, tampoco).

La masa para pizza de la página 70 llegó (sí, lo has adivinado), de forma accidental, cuando estaba probando la versión número trescientos del cruasán sin gluten. Lancé imprudentemente mis ingredientes usuales en el cuenco, los extendí y los metí en el horno. Unos minutos más tarde, me di cuenta de que había olvidado añadir la mantequilla de mi invención. Como cruasán era un desastre, pero tenía el sabor y la textura inconfundible de la masa de pizza. Anoté enseguida algunos cambios en la receta, realicé unas cuantas pruebas, y aquí estamos. Bienvenidos a la fiesta de la pizza.

masa de pizza MASA DE PIZZA INTEGRAL pizza de verduras asadas
SALSA PARA PIZZA panecillos de pizza PIZZA CUBIERTA DE ENSALADA
focaccia al estilo italiano FOCACCIA AL ESTILO DE LOS HIPPIES
focaccia con cebolla, romero y tomillo

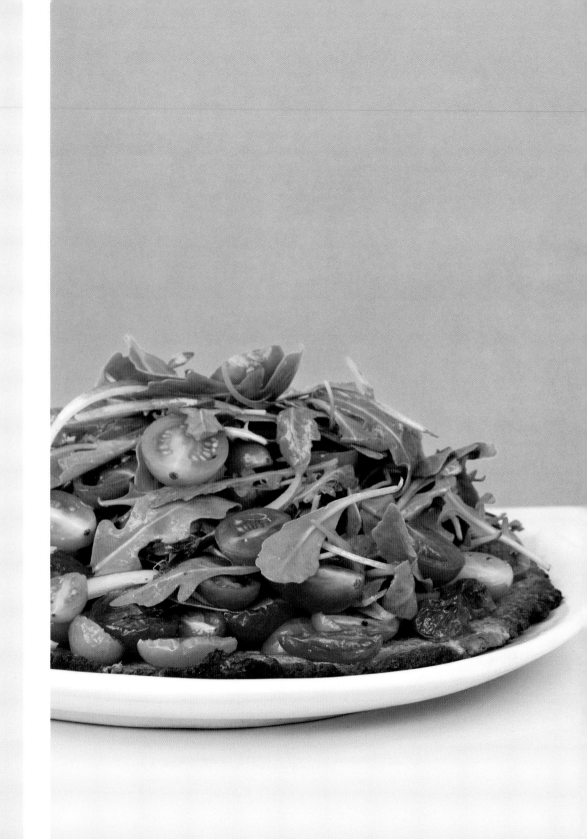

masa de pizza

Harina, agua, sal, levadura: eso basta para la mayoría de las masas de pizza. Imagina que hubieras comido veinte trozos de pizza en tu vida: ¿Cuáles de ellas eran horribles? Mi estimación es que once de ellas fueron horribles. Es muy fácil hacerlas mal. Pero aun así, comiste compulsivamente esos trozos de pizza, sin prestarles atención, solo porque era pizza. Y la pizza nos encanta. Sin embargo, más tarde quizá lo pagaste muy caro, retorciéndote en la cama con dolor abdominal, porque el gluten no siente un amor recíproco por ti. Me gusta la simplicidad tanto como a cualquier panadero, pero para mí, para obtener una masa digna, tomándome en serio todas las restricciones alimentarias, las cosas requieren un poco más de… implicación. Pero lo hemos conseguido. Allá vamos.

1 taza (225 g) de leche de arroz caliente (a unos 38 °C)

2 cucharadas (30 g) de azúcar vegano

2 ¼ cucharadas de levadura seca activa

¾ de taza (145 g) de fécula de patata

½ taza más 3 cucharadas (110 g) de harina de arroz integral

½ taza más 1 cucharada (68 g) de arruruz

2 cucharaditas de sal

1 cucharadita de goma xantana

1/3 de taza (70 g) de aceite de coco sin aroma derretido

En un cuenco pequeño, mezcla la leche de arroz caliente, el azúcar y la levadura. Remueve una vez y deja reposar unos 10 minutos hasta que empiecen a salir burbujas.

En un cuenco mediano, mezcla la fécula de patata, la harina de arroz, el arruruz, la sal y la goma xantana. Añade el aceite de coco y la mezcla de levadura, y con la ayuda de una espátula de goma, remueve hasta formar una masa espesa. Envuelve la masa en film transparente y refrigérala 2 horas.

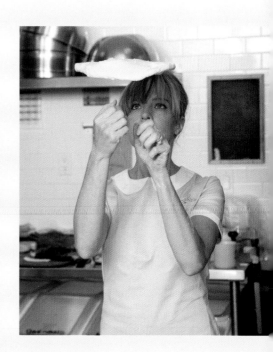

masa de pizza integral

He aquí una receta hippy para todos mis encantadores amigos hippies. He sustituido la harina de arroz utilizada en la receta de la masa de pizza (página opuesta) por harina de avena integral y he añadido harina de lino rica en omega 3 para hacerla un poco más nutritiva para vuestros retoños hippies. Debido a estos nuevos ingredientes, esta masa es más blanda que la receta básica, pero está realmente deliciosa precisamente por poseer esta cualidad. Para conseguir que vuestra pizza sea un poco más crujiente, espolvoread la bandeja de horno con harina de maíz, semillas de sésamo o semillas de amapola antes de hornearla.

En un cuenco pequeño, mezcla la leche de arroz caliente, el azúcar y la levadura. Remueve una vez y resérvalo, controlándolo hasta que burbujee, unos 10 minutos.

En un cuenco mediano, mezcla la harina de avena, la fécula de patata, el arruruz, las semillas de lino molidas, la sal y la goma xantana. Añade el aceite de coco y la mezcla de levadura, y con la ayuda de una espátula de goma, remueve hasta formar una masa espesa. Envuelve la masa en film transparente y refrigérala 2 horas.

para una masa de pizza de 30 cm

- 1 taza (225 g) de leche de arroz caliente (a unos 38 °C)
- 2 cucharadas (30 g) de azúcar vegano
- 2 ¼ cucharadas de levadura seca activa
- 1 taza (100 g) de harina de avena sin gluten
- ½ taza menos 1 cucharada (85 g) de fécula de patata
- ½ taza (60 g) de arruruz
- 2 ½ cucharadas (18 g) de semillas de lino molidas (harina de lino)
- 1 cucharadita de sal
- 1 cucharadita de goma xantana
- ¼ de taza (55 g) de aceite de coco sin aroma, derretido

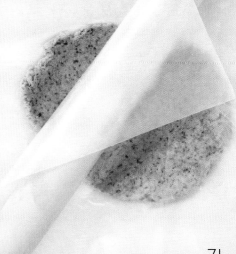

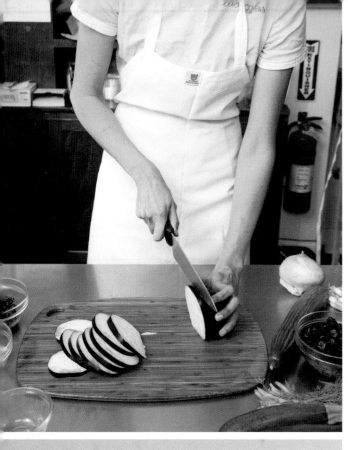

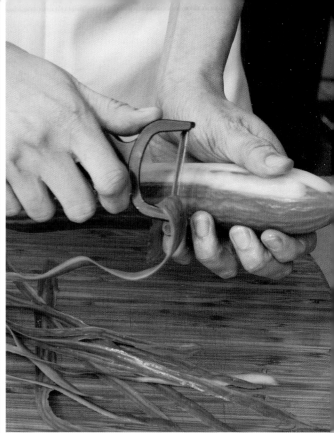

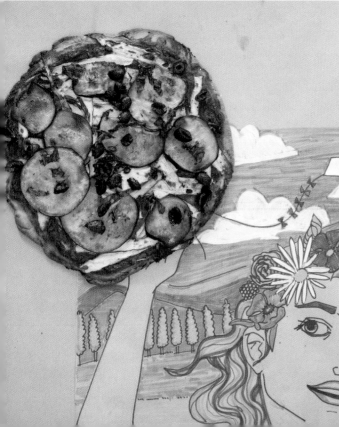

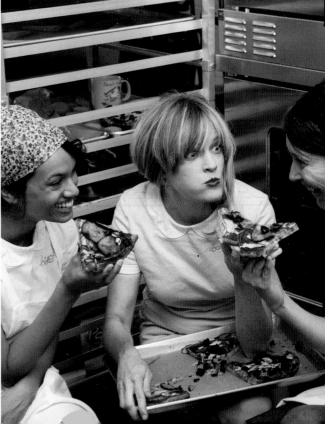

pizza de verduras asadas

La despensa de mi panadería revela que soy generalmente sencilla: chocolate, vainilla, canela, sal, frutas, verduras. También a veces cedemos al capricho de una combinación de sabores elaborada, claro, pero en principio es una empresa purista. Pero por supuesto, muchos de vosotros queréis ir más allá, y os lo agradezco. Así que para no dejaros a medias, he probado un montón de métodos para añadir algunas de mis verduras favoritas sobre masa de pizza. Como siempre, si te lo puedes permitir, el dinerillo extra que te gastes en ir al mercado local valdrá la pena.

Precalienta el horno a 230 °C.

Corta los extremos del calabacín y la berenjena y deséchalos. Corta el calabacín a lo largo en tiras finas con un pelador de verduras. Coloca el calabacín en un cuenco y rocíalo con el zumo de limón y ½ cucharadita de sal. Corta en rodajas la berenjena con un cuchillo. Coloca la berenjena en un cuenco pequeño aparte y cúbrela con el aceite de oliva. Déjalos reposar 30 minutos.

Coloca entre 2 trozos de papel de hornear la masa de pizza y extiéndela hasta formar un círculo de unos 6 mm de grosor y 30 cm de diámetro. Traslada la masa y el papel de hornear inferior a una bandeja de horno. Extiende la salsa para pizza sobre la masa, empezando por el centro y trabajando en círculos hacia fuera, y coloca encima una capa de calabacín, berenjenas (incluido el aceite) y aceitunas. Rocía la pizza con un poco más de aceite, cubre con la albahaca, y sazónala con sal y pimienta.

Hornea 15 minutos y luego gira la bandeja 180 grados. Hornea la pizza hasta que la base esté dorada y crujiente, unos 10 minutos. Deja enfriar la pizza sobre la bandeja 5 minutos antes de servirla.

10 raciones

1 calabacín mediano

½ berenjena mediana

2 cucharadas (30 g) de zumo de limón recién exprimido

Sal gruesa y pimienta negra recién molida

¼ de taza (55 g) de aceite de oliva, y un poco más para rociar

Masa de pizza (pág. 70) o masa de pizza integral (pág. 71)

1 ½ tazas (190 g) de salsa para pizza (pág. 74)

¼ de taza (50 g) de aceitunas negras picadas

⅓ de taza (10 g) de hojas de albahaca fresca a trozos

salsa para pizza

Seguramente tienes tu propia receta. O tal vez haya una versión de bote que os encanta a ti y a tus niños. Esta es la mía, o por lo menos, la que he desarrollado inconscientemente a partir de recetas similares, ingrediente a ingrediente, a lo largo de los años. Es bochornosamente fácil.

Calienta el aceite en una sartén grande a fuego medio. Añade la cebolla y el ajo y déjalo cocer, removiendo de vez en cuando, hasta que esté ligeramente dorado, unos 3 minutos. Añade el tomate, la albahaca y los copos de pimiento rojo, y sazónalo al gusto con sal y pimienta. Lleva a ebullición la salsa, reduce a fuego bajo y deja cocer 10 minutos. Ya está. ¡Tachán! Esta es mi receta.

para 3 ½ tazas (950 g)

2 cucharadas (30 g) de aceite de oliva

¼ de cebolla amarilla pequeña picada

2 dientes de ajo picados

1 lata (de 795 g) de tomate triturado

½ cucharadita de albahaca seca

½ cucharadita de copos de pimiento rojo triturados

Sal gruesa y pimienta negra recién molida

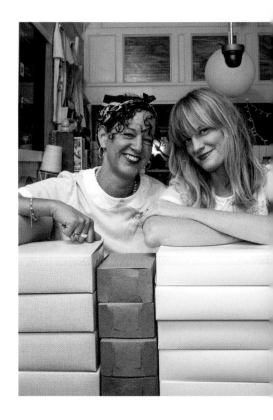

panecillos de pizza

Para la mayoría de las personas que conozco que habitan en sus oficinas, el coste de poseer un buen seguro médico y días festivos es que el «almuerzo» equivale a que te traigan algo a tu despacho para que no malgastes ni un minuto de tu frenesí laboral. No soy la excepción, salvo que resulta que mi oficina se encuentra en el sótano de una panadería. Para hacer tolerable la ausencia del almuerzo, lleno hasta los topes mi bolso de pequeños tentempiés. Para asegurarme de tener espacio suficiente, un panecillo de pizza es lo primero que suelo poner.

Precalienta el horno a 190 °C. Forra una bandeja de horno con papel de hornear y resérvala.

Coloca la masa de panecillos en un cuenco grande.

En un cuenco mediano, mezcla la cebolla, los tomates, los copos de pimiento rojo y el orégano, y sazona con sal. Añade la mezcla de verduras y el queso a la masa de panecillos y remueve hasta que esté bien incorporado.

Coloca la masa sobre un trozo de papel de hornear. Empuja la masa con las manos formando un círculo o rectángulo de unos 5 cm de grosor. Con un cortador de galletas de 8 cm, corta los panecillos y colócalos sobre la bandeja preparada, dejando 2,5 cm de distancia entre ellos. Unta los panecillos con aceite de coco y espolvoréalos con sal y pimienta.

Hornea 12 minutos, y luego gira la bandeja 180 grados. Hornéalos hasta que estén hechos y el exterior se vea bien dorado, de 6 a 8 minutos. Retira los panecillos del horno y deja que se enfríen 5 minutos antes de servirlos.

12 unidades

- 1 receta de panecillos americanos (pág. 24)
- ¼ de cebolla amarilla pequeña picada
- 6 tomates cherry cortados por la mitad
- 1 ½ cucharaditas de copos de pimiento rojo triturados
- 1 cucharadita de orégano seco
- Sal y pimienta negra recién molida
- 1 ½ tazas (170 g) de queso sin gluten vegano rallado o a tiras (prefiero Dayia o Teese)
- 2 cucharadas (30 g) de aceite de coco sin aroma derretido

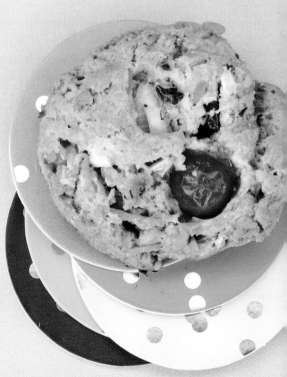

pizza cubierta de ensalada

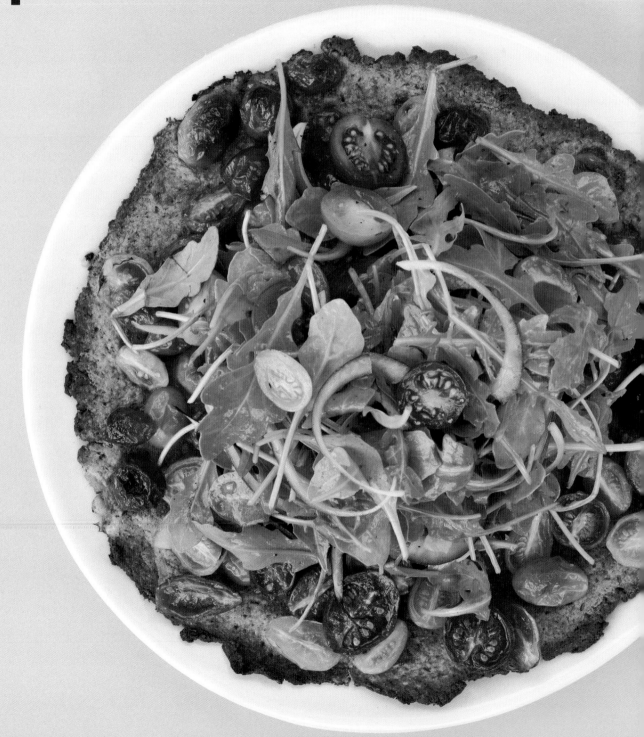

Esta pizza es tal cual desde 1996. Una mañana me levanté quizás un pelín resacosa, como diríamos en la universidad, y de pronto, todas las pizzas del mundo estaban cubiertas de ensalada. Todas con «aliño ranchero», ¡y no me importaba! Las vendían por 5,99 dólares, que siempre eran 4,99 dólares más de los que yo tenía, pero finalmente economicé para poder comprar una. Fue en Blondie's Pizza, en San Francisco. La comí y me encantó. Y luego me fui a casa y sufrí mucho, como siempre me sucedía por aquel entonces, antes de saber que el gluten estaba haciéndome la vida dolorosa en secreto. En cuanto me las arreglé para conseguir la receta de masa de pizza, todo funcionó, preparé la ensalada, la dejé caer encima de la pizza y me la comí. Te amo, 1996.

Precalienta el horno a 230 °C.

Introduce todos los tomates, menos ½ taza (75 g) en un cuenco mediano. Rocíalos con 2 cucharadas del aceite de oliva. Añade el ajo, mezcla el orégano y sazona al gusto con sal y pimienta. Mezcla todo con cuidado y resérvalo.

Coloca entre 2 trozos de papel de hornear la masa de pizza y extiéndela hasta formar un círculo de unos 6 mm de grosor y 30 cm de diámetro. Traslada la masa y el papel de hornear inferior a una bandeja de horno. Cubre la masa de pizza con la mezcla de tomate formando una capa uniforme.

Hornea 20 minutos y luego gira la bandeja 180 grados. Hornea la pizza hasta que la base esté dorada y crujiente, unos 15 minutos.

En un cuenco pequeño, mezcla la rúcula, la cebolla roja y la ½ taza (75 g) de tomates restantes. Rocíalo con el vinagre y la cucharada de aceite restante, salpimienta y revuelve con cuidado. Coloca la ensalada encima de la pizza y sírvela inmediatamente.

10 raciones

4 tazas (595 g) de tomates cherry en rodajas

3 cucharadas (40 g) de aceite de oliva

2 dientes de ajo picados

3 cucharadas (2 g) de hojas de orégano frescas, cortadas a trozos

Sal gruesa y pimienta negra recién molida

Masa de pizza (pág. 70) o masa de pizza integral (pág. 71)

2 tazas (40 g) de rúcula

¼ de taza (40 g) de cebolla roja en rodajas finas

3 cucharadas (45 g) de vinagre de vino blanco

focaccia al estilo italiano

Antes de abrir **BabyCakes** trabajé, entre otras cosas, de camarera. El momento culminante de mi carrera como camarera fue trabajar en Lupa, un restaurante de Mario Batali en Manhattan, que por aquel entonces estaba al mando del chef Mark Ladner, el genio que ahora está en el hotel de 4 estrellas Del Posto de Nueva York. Cada día, sus empleados sacaban bandejas y más bandejas de la focaccia más hermosa que haya visto el ser humano, y los camareros las devorábamos con los ojos como pobres cachorros hambrientos. Pero nadie las miraba tan embobada como yo: por aquel entonces mi intolerancia al gluten estaba en su apogeo y la focaccia era algo totalmente prohibido para mí. Esta receta es por todas aquellas bandejas que vi desfilar ante mí, y por las que hayas visto desfilar tú también.

Forra 2 bandejas de horno con borde con papel de hornear. Espolvorea una con la harina de arroz y resérvala.

Vierte el aceite de coco en la otra bandeja de hornear cubierta de papel y refrigérala 30 minutos. El aceite se endurecerá formando una lámina fina y sólida que se romperá en pedazos luego.

En un cuenco grande, mezcla la fécula de patata, las harinas, el arruruz, el azúcar, el polvo de hornear, la sal, la levadura y la goma xantana. Añade la leche de coco y la leche de arroz tibias, y con la ayuda de una espátula de goma, remueve hasta que la masa se despegue fácilmente de las paredes del cuenco. Si la masa queda demasiado fina, añade 1 cucharada de arruruz cada vez, y si queda demasiado seca, añade poquito a poco un chorrito de agua tibia.

10 raciones

¼ de taza (35 g) de harina de maíz

½ taza (110 g) de aceite de coco sin aroma derretido, y un poco más para engrasar la bandeja

1 ½ tazas (255 g) de fécula de patata

1 taza (140 g) de harina de arroz integral

¾ de taza (75 g) de harina de avena sin gluten

1 taza menos 1 cucharada (110 g) de arruruz, o más si es necesario

2 cucharadas (30 g) de azúcar vegano

1 cucharada (15 g) de polvo de hornear

2 cucharaditas de sal

2 ¼ cucharaditas de levadura seca activa

2 cucharaditas de goma xantana

1 taza (240 g) de leche de coco templada

½ taza (115 g) de leche de arroz templada

Coloca la masa sobre la bandeja de hornear con harina de maíz y extiéndela con cuidado con la yema de los dedos, hasta que la masa tenga unos 2,5 cm de grosor y muestre hoyos profundos formados con las huellas de tus dedos por toda la superficie. Unta la masa con aceite, cúbrela con un paño y déjala levar 1 hora.

Precalienta el horno a 200 °C.

Saca de la nevera la bandeja con el aceite de coco endurecido y rómpelo en trozos de aproximadamente 1 cm de anchura. Coloca las esquirlas de aceite de coco en cada hoyo de la masa. Si sobran trozos, apriétalos sobre la masa aleatoriamente.

Hornea 15 minutos y luego gira la bandeja 180 grados. Hornea hasta que la masa esté bien dorada, unos 10 minutos. Retira la focaccia del horno y déjala enfriar 15 minutos antes de cortarla.

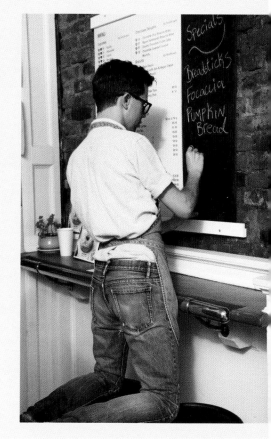

A algunos les asusta comer demasiada comida refinada, y lo comprendo perfectamente. Cuando siento que quiero obtener algo más de nutrición, hago esta receta, que incluye un montón de fibra y cereales integrales, y es igualmente sabrosa y blandita y empapada de aceite. Es una de mis favoritas. Luego me tomo una galleta extra de postre.

Forra 2 bandejas de horno con borde con papel de hornear y resérvalas.

Vierte el aceite de coco en una de las bandejas preparadas y refrigérala 30 minutos. El aceite se endurecerá formando una lámina fina y sólida que se romperá en pedazos luego.

En un cuenco grande, mezcla la harina, fécula de patata, el arruruz, las semillas de lino molidas, el polvo de hornear, la sal, la levadura y la goma xantana. Añade el sirope de agave, la leche de coco y la leche de arroz tibias, y con la ayuda de una espátula de goma, remueve hasta que la masa se despegue fácilmente de las paredes del cuenco. Si la masa es demasiado fina, añade 1 cucharada de arruruz cada vez. Si la masa es demasiado seca, añade poquito a poco un chorrito de agua templada.

Coloca la masa sobre la segunda bandeja de hornear forrada y extiéndela con cuidado con las yemas de los dedos, hasta que la masa tenga unos 2,5 cm de grosor y muestre hoyos profundos formados por las huellas de tus dedos por toda la superficie. Unta la masa con aceite, cúbrela con un paño y déjala levar 1 hora.

Precalienta el horno a 200 °C.

Saca de la nevera la bandeja con el aceite de coco endurecido y rómpelo en trozos de aproximadamente 1 cm de anchura. Coloca las esquirlas de aceite de coco en cada hoyo de la masa. Si sobran trozos, presiónalos sobre la masa aleatoriamente.

Hornea 15 minutos y luego gira la bandeja 180 grados. Hornea hasta que la masa esté bien dorada (5 minutos). Retira la focaccia del horno y déjala enfriar 15 minutos antes de cortarla.

---

10 raciones

- ½ taza (110 g) de aceite de coco sin aroma, derretido, y un poco más para engrasar la bandeja
- 2 tazas (200 g) de harina de avena sin gluten
- 1 taza más 1 cucharada (205 g) de fécula de patata
- ¾ de taza (90 g) de arruruz, o más si es necesario
- 3 cucharadas (20 g) de semillas de lino molidas (harina de lino)
- 1 cucharada (15 g) de polvo de hornear
- 2 cucharaditas de sal
- 2 ¼ cucharaditas de levadura seca activa
- 1 cucharadita de goma xantana
- 2 cucharadas (45 g) de sirope de agave
- ½ taza (120 g) de leche de coco templada
- 1 taza (225 g) de leche de arroz templada

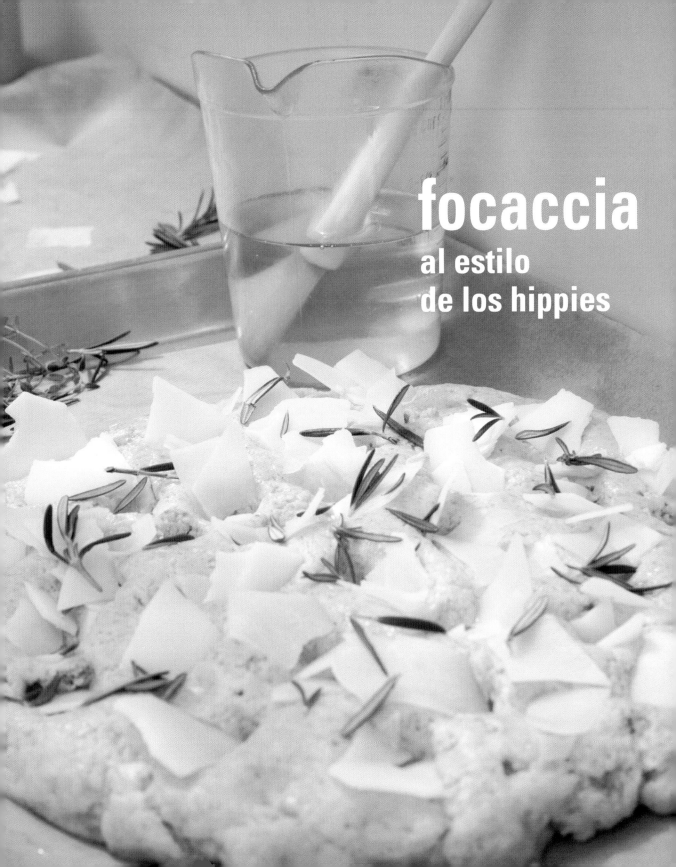

focaccia

al estilo
de los hippies

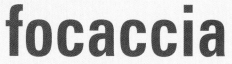

focaccia
con cebolla, romero y tomillo

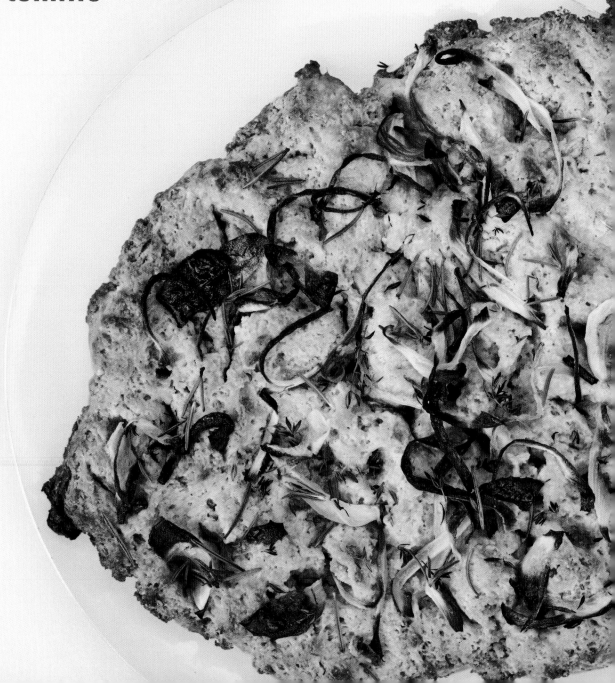

Tu jefe viene a cenar. O quizás es esa vecina que no te gusta pero que es una especie de colega y su marido es amigo de tu marido, y su marido es mejor que todas las parejas de esas amistades tan sosas que tiene y quieres fomentar su relación. Decides que recibirlos en tu casa es mejor que ir a la suya. Necesitas algo barato y fácil, pero lo suficientemente deslumbrante como para no parecer perezosa ni cascarrabias. Esta es tu receta.

Precalienta el horno a 200 °C. Forra una bandeja de horno con papel de hornear y resérvala.

En un cuenco mediano, echa las cebollas con 2 cucharadas del aceite y una pizca de sal. Extiende las cebollas sobre la bandeja preparada y ásalas hasta que estén doradas (20 minutos). Déjalas enfriar 10 minutos.

Extiende las cebollas uniformemente sobre la masa de focaccia preparada, unta con el aceite restante y espolvorea la superficie con ajo, romero, tomillo, sal y pimienta.

Hornea 15 minutos y luego gira la bandeja 180 grados. Hornea hasta que la masa esté dorada (10 minutos). Deja enfriar la focaccia en la bandeja 15 minutos antes de cortarla.

10 raciones

½ cebolla amarilla pequeña en rodajas

¼ de taza (50 g) de aceite de coco sin aroma, derretido

Sal y pimienta negra recién molida

1 masa de la receta de focaccia estilo italiano (pág. 78)

2 dientes de ajo picados

Hojas de 1 ramito de romero (1 cucharadita)

Hojas de 1 ramito de tomillo (1 ½ cucharaditas)

para los niños

¡Tengo una hija! Tiene dos años y medio, no posee ninguna de mis complicaciones dietéticas, y le encanta mirar dentro del lavavajillas y buscar… algo. Vamos, que estoy aprendiendo cómo mantener entretenido a un niño en la cocina.

Lo que estoy descubriendo es que los niños son en realidad unos adultos que no están ligados a esas reglas irritantes con las que se nos anima a vivir a los adultos reales. Cuando quieren gritar, gritan. Si no les gusta algo, lo tiran al suelo. La manera de entenderse con las personas así, ya sean jóvenes o viejas, suele ser a base de dulces y/o queso. Este capítulo está repleto de ambos.

Aquí encontrarás un divertido método para endulzar plátanos y atarlos en diminutos sacos de dormir de masa. También hay bocaditos de patata y coliflor (pág. 92), mi imitación de las Cheez-It, y la todopoderosa quesadilla. También hay pan con mantequilla y mermelada (pág. 90), el cual, no es broma, elaboro cada semana desde que desarrollé la receta. Te encantará. Y quizá, solo quizá, todo esto llenará tu hogar de un maravilloso, aunque efímero, silencio.

quesitas GALLETAS SALADAS DE MANTEQUILLA enrollado de plátano crujiente y mantequilla de almendra QUESADILLAS pan con mantequilla y mermelada BOCADITOS DE PATATA Y COLIFLOR picoteo picante

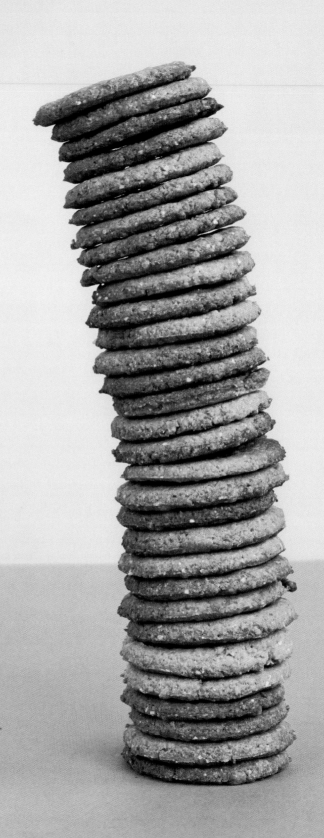

quesitas

Confieso sin rodeos que fui incapaz de imitar el tono naranja eléctrico que poseen las verdaderas galletas saladas Cheez-It, ¡pero acerté con el sabor intenso y salado! Las mías se parecen más a un crujiente de queso, unas veces más blandas, otras más crujientes. ¿Las quieres con más queso? Reduce la harina a la mitad, pero que sepas que quedarán bastante blandas (lo cual tampoco es malo).

Precalienta el horno a 190 °C. Forra una bandeja con papel de hornear y reserva.

En un cuenco mediano, mezcla las harinas, la fécula de patata, la harina de maíz, el azúcar, la goma xantana y la sal. Añade el aceite, el sirope de agave y el agua fría, y con la ayuda de una espátula de goma, remueve hasta formar una masa espesa. Añade el queso y trabaja la masa con las manos para distribuirlo uniformemente. Envuelve la masa en film transparente y refrigérala 1 hora.

Saca la masa de la nevera, desenvuélvela y colócala entre 2 trozos de papel de hornear. Extiende la masa formando un rectángulo de unos 3 mm de grosor. Retira el papel de hornear, recorta los bordes rugosos de la masa y trasládala a la bandeja preparada. Con la ayuda de un cuchillo, corta la masa en cuadrados de 2,5 cm, en círculos o en la forma que desees, y extiéndelos sobre la bandeja. Unta cada galleta salada con aceite de coco y espolvoréalas con sal.

Hornea 12 minutos y luego gira la bandeja 180 grados. Hornea hasta que estén crujientes (6 minutos). Deja enfriar las quesitas sobre la bandeja de horno 5 minutos antes de servir.

para 46 galletas saladas

- ½ taza (70 g) de harina de arroz integral
- ½ taza (50 g) de harina de avena sin gluten
- ½ taza (65 g) de fécula de patata
- ¼ de taza (35 g) de harina de maíz
- 2 cucharadas (30 g) de azúcar vegano
- 2 cucharaditas de goma xantana
- 1 cucharadita de sal, y un poco más para espolvorear
- ¼ de taza (50 g) de aceite de coco sin aroma derretido, y un poco más para untar
- 1 cucharada (20 g) de agua fría
- 2 ½ tazas (280 g) de queso rallado vegano sin gluten, u otro queso de tu elección

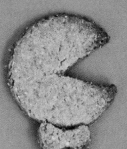
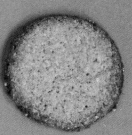
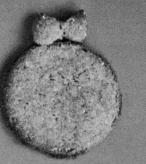
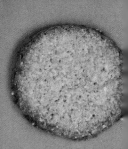

galletas saladas
de mantequilla

Esta es la receta más excepcional de BabyCakes: mientras todas mis otras recetas están pensadas para comerse casi de inmediato, estas galletas saladas en realidad resisten el paso de los días. Las he comido felizmente tres días después de prepararlas. Su textura me recuerda una galleta salada Ritz, y están riquísimas desmenuzadas en una ensalada, o cubiertas de manteca de cacahuete y mermelada, lo cual no resulta ni mucho menos tan raro como te debe parecer ahora.

En un procesador de alimentos, mezcla las harinas, el azúcar, el polvo de hornear, la goma xantana, el pimentón y la sal y procésalo 15 segundos. Añade la mantequilla y procésalo hasta que la masa se separe como pequeños guijarros. Añade el agua fría procesando lentamente hasta que se forme una masa espesa. Envuelve la masa en film transparente y refrigérala 1 hora.

Precalienta el horno a 180 °C. Forra una bandeja de horno con papel de hornear y reserva.

Saca la masa de la nevera, desenvuélvela y colócala entre 2 trozos de papel de hornear. Extiende la masa formando un rectángulo de unos 3 mm de grosor. Retira el papel de hornear, y corta las galletas con un cortador de galletas redondo de 2,5 cm. Colócalas sobre la bandeja preparada y espolvoréalas con sal.

Hornea 10 minutos y luego gira la bandeja 180 grados. Hornea hasta que estén ligeramente doradas (5 minutos). Deja enfriar las galletas sobre la bandeja 5 minutos antes de servir.

para 55 galletas saladas

½ taza (70 g) de harina normal sin gluten Bob's Red Mill

¾ de taza (105 g) de harina de arroz integral

1 cucharada (15 g) de azúcar vegano

1 cucharadita de polvo de hornear

½ cucharadita de goma xantana

2 cucharaditas de pimentón

½ cucharadita de sal, y un poco más para espolvorear

½ taza (110 g) de mantequilla (pág. 133)

¼ de taza (55 g) de agua fría

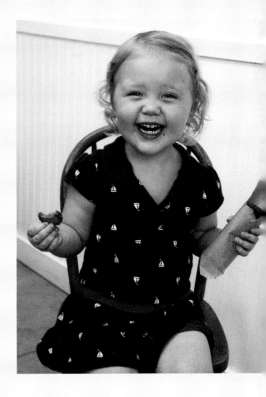

enrollado de plátano crujiente y mantequilla de almendra

4 raciones

4 cucharaditas (20 g) de aceite de coco sin aroma, derretido

3 plátanos en rodajas

¼ de taza (105 g) de mantequilla de almendra

1 receta (4 porciones) de pan wrap (pág. 50)

Una pizca de canela molida

Que no cunda el pánico: caramelizar plátanos es una de las experiencias culinarias más gratificantes que existe, sobre todo porque apenas requiere experiencia pero a ojos de los profanos te hará parecer una especie de Rembrandt culinario.

Calienta el aceite en una sartén grande a fuego medio. Echa los plátanos y fríe hasta que estén dorados por debajo (2 minutos). Gíralos y fríe hasta dorar el otro lado, 1 minuto más aproximadamente. Retira la sartén del fuego y déjala enfriar 5 minutos.

Extiende la mantequilla de almendra sobre cada trozo de pan wrap, coloca encima el plátano crujiente y espolvoréalo con canela. Dobla 1 cm de uno de los extremos sobre el relleno, gíralo 90 grados y enróllalo formando un cilindro. Sírvelos calientes, por favor.

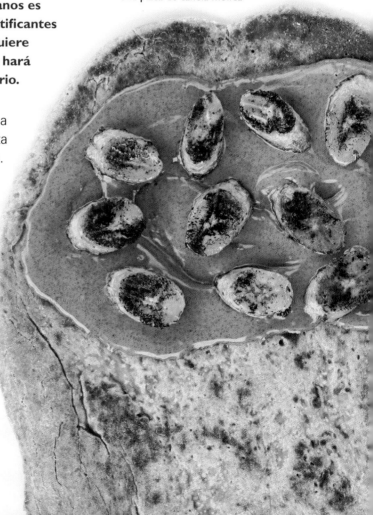

quesadillas

Estas quesadillas son tan fáciles de hacer que puede que recurras a ellas con demasiada frecuencia («El día de la quesadilla» se convertirá en «El mes de la quesadilla» antes de que te des cuenta, te lo aseguro). **La clave está en descubrir el queso vegano preferido de tu familia y enrollar las tortillas un poco más finitas de cómo lo harías para un taco, por ejemplo, así las quesadillas quedarán crujientes por todos lados.**

Calienta ½ cucharadita de la mantequilla en una sartén grande a fuego medio. Coloca la tortilla sobre la sartén y extiende ½ taza del queso sobre media tortilla. Añade 1 cucharada de agua a la sartén para generar vapor y cúbrela. Haz la tortilla hasta que se funda el queso (1 o 2 minutos). Dobla la tortilla en forma de media luna. Pasa la quesadilla a una tabla de cortar, y repite el proceso con el resto de ingredientes.

Deja enfriar las quesadillas 2 minutos antes de cortarlas a cuartos y servirlas.

4 unidades

2 cucharadas de mantequilla (pág. 133) o aceite de coco sin aroma derretido

4 tortillas de maíz (pág. 104)

2 tazas (170 g) de queso vegano sin gluten rallado o a tiras (yo prefiero Daiya o Teese)

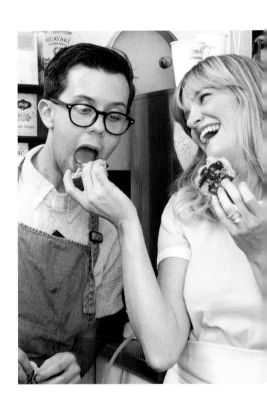

pan con mantequilla y mermelada

Cuando acabé la escuela primaria, me dieron permiso para entrar en la cocina y prepararme tentempiés sin supervisión. A veces comía un puñado de oreos, o un bol de cereales... Pero si los ingredientes me lo permitían, mi preferido era un trozo de pan Wonder Bread con mantequilla suave y una modesta ración de mermelada de fresas sin semillas (¡nada de pepitas!). Cortaba la corteza del pan y lo enrollaba formando un paraíso dulce y mantecoso. Ahora que ya soy mayor y estoy autorizada a encender el horno, he creado esto: mi receta preferida de todo el libro. (Bueno, está entre las 5 principales, por lo menos).

10 unidades

1 masa de la receta de wrap (pág. 50)

½ taza (110 g) de mantequilla (pág. 133) ablandada, o la crema de untar de tu elección

¾ de taza (245 g) de tu mermelada favorita

Precalienta el horno a 190 °C.

Coloca entre 2 hojas de papel de hornear la masa de pan wrap y extiéndela hasta formar un rectángulo de 30 x 23 cm y de más o menos 1 cm de grosor. Retira la lámina superior del papel de hornear y coloca el lado más largo de la masa mirando hacia ti. Extiende la mantequilla sobre toda la superficie de la masa, y a continuación, cúbrela con una capa de mermelada. Empezando por uno de los dos extremos más cortos, enrolla la masa. Con la ayuda del papel de hornear, levanta el rollo y pásalo a un molde de pan de 23 x 10 cm con papel de hornear en la base. Recorta el papel de hornear sobrante.

Hornea 20 minutos y luego gira el molde 180 grados. Hornea hasta que la corteza esté dorada y firme al tacto (15 minutos). Déjalo enfriar 20 minutos antes de cortarlo.

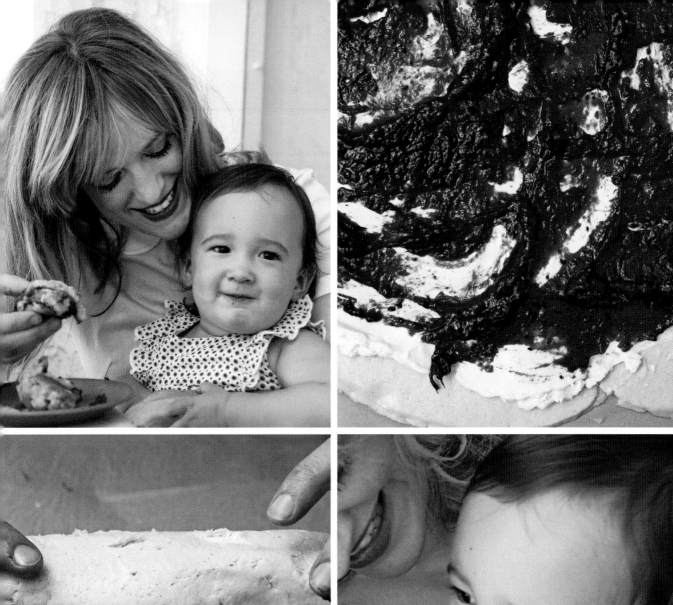
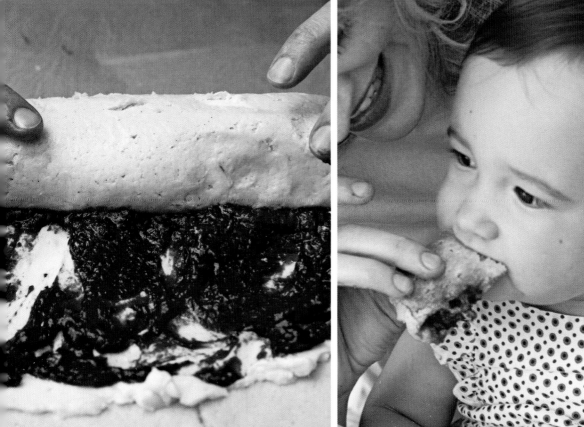

bocaditos de patata y coliflor

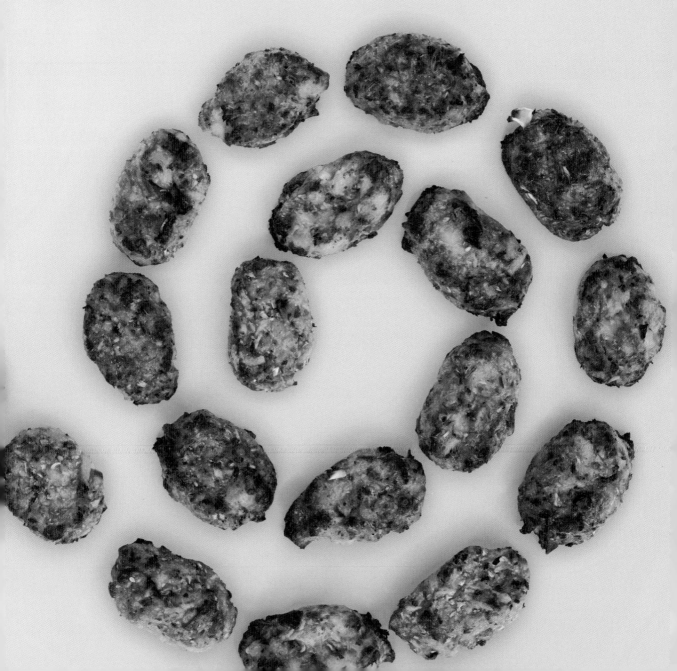

Mi hija se puso a dieta estricta de carbohidratos al cumplir 1 año, y desde aquel día tengo que camuflar las espinacas debajo de unos trozos de patata y aplastar la col rizada entre rebanadas de pan bien selladas para que se la coma. Para esta receta, utilicé coliflor porque es blanca, y para ser sincera, eso ayuda a que las probabilidades de éxito sean mayores. Deberías probarlo con brócoli si el verde aún existe en la paleta de colores de tu bebé.

Precalienta el horno a 165 °C. Forra con papel de hornear 2 bandejas de horno con borde y resérvalas.

Envuelve firmemente la patata en papel de aluminio, pínchala a conciencia con un tenedor y hornéala hasta que puedas insertar fácilmente un palillo en ella (1 hora).

En un cuenco mediano, mezcla bien la coliflor, las cebollas y el aceite. Extiende la mezcla sobre una de las bandejas preparadas.

Hornea 30 minutos y reserva.

Sin quitar la piel, corta la patata en trozos medianos y pásalos a un procesador de alimentos. Añade la mezcla de coliflor, el queso vegano, la fécula de patata, el romero y la sal, y procésalo hasta que la mezcla tenga la apariencia de un puré de patatas grumoso.

Engrasa la otra bandeja preparada con un poquito de aceite. Con la ayuda de una cuchara, toma un poco de la mezcla de patata, dale forma de cilindro y colócalo sobre la bandeja. Repite el proceso con el resto y engrasa ligeramente cada pieza con aceite.

Hornea durante 8 minutos y luego gira la bandeja 180 grados. Hornéalos hasta que estén dorados y crujientes (8 minutos). Deja enfriar los bocaditos sobre la bandeja 10 minutos antes de servir.

para 24 bocaditos

- 1 patata de Idaho mediana
- 1 cabeza de coliflor picada
- 1 ½ cucharadas (15 g) de cebolla picada
- 2 cucharadas (30 g) de aceite de coco sin aroma, derretido, y un poco más para untar
- ½ taza (55 g) de queso vegano sin gluten rallado o a tiras (yo prefiero Daiya o Teese)
- 2 cucharadas (25 g) de fécula de patata
- 2 ramitos de romero
- 2 cucharaditas de sal

picoteo picante

Me parece incomprensible que no haya pensado hasta hace poco en crear una receta de **BabyCakes** para un picoteo picante. Con suerte, cuando leas esto ya habré coordinado las sucursales de BabyCakes para que lo coloquen junto a cada caja registradora. Y yo me pregunto... ¿En la historia de los aperitivos para picar, habrá alguien que haya conseguido pasar al lado de un cuenco repleto sin tomar un puñado, o sin desearlo? Exacto. La respuesta es no.

Precalienta el horno a 120 °C. Forra una bandeja de horno con borde con papel de hornear y resérvala.

En un cuenco grande, mezcla los cereales, las crackies de avena y los frutos secos.

Calienta la mantequilla en una sartén grande a fuego medio. Añade la salsa Worcestershire, la sal, el polvo de ajo y la pimienta de Cayena, si la usas. Remueve bien y luego viértelo sobre la mezcla de cereales. Revuelve todo hasta que quede bien recubierto. Vierte la mezcla en la bandeja preparada.

Hornea la mezcla, removiendo todo a media cocción, hasta que esté bien tostado, 40 minutos. Deja enfriar la mezcla sobre la bandeja 10 minutos antes de servir.

12 raciones

- 9 tazas (245 g) de cereales de arroz sin gluten
- 2 tazas (200 g) de crackies de avena (pág. 122)
- 1 taza (130 g) de nueces picadas, u otro fruto seco (opcional)
- 6 cucharadas (85 g) de mantequilla (pág. 133) o aceite de coco sin aroma derretido
- 3 cucharadas (45 g) de salsa Worcestershire sin gluten
- 2 cucharaditas (10 g) de sal
- 1 cucharadita de polvo de ajo sin gluten
- ½ cucharadita de pimienta de Cayena (opcional)

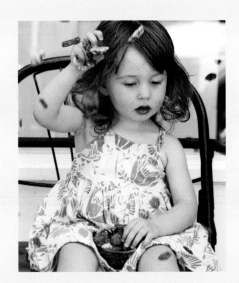

verduras camufladas

Añadir furtivamente verduras al vapor y/o trituradas a la comida de los niños no es nada nuevo, pero a estas alturas ya sabes que a veces mis recetas son exquisitas. Lo que sigue son un par de consejos útiles.

Pan verde: Cuece al vapor y tritura un manojo de espinacas o acelga roja suiza (¡retira los tallos primero!). Escurre toda el agua sobrante de las verduras lo mejor que puedas, a poder ser con un colador. Con la ayuda de una espátula, incorpora el puré en la masa de pan con cuidado y hornéalo según las instrucciones. No añadas más de 2 tazas de verdura a la receta de pan.

El mejor para esto es el pan de sándwich (pág. 47).

Tortillas de col rizada: Después de preparar la masa para tortillas de maíz (pág. 104), colócala en un procesador de alimentos y procésala con 1 taza (130 g) de col rizada cocida al vapor. Si la masa queda demasiado suelta, espolvoréala con un poco de maicena para ligarla de nuevo. Luego sigue las instrucciones de la receta.

Salsa blanca y cremosa: Tritura un poco de coliflor al vapor, sumérgela en la salsa bechamel (pág. 135) y úsala para tu pasta o tu pizza favorita.

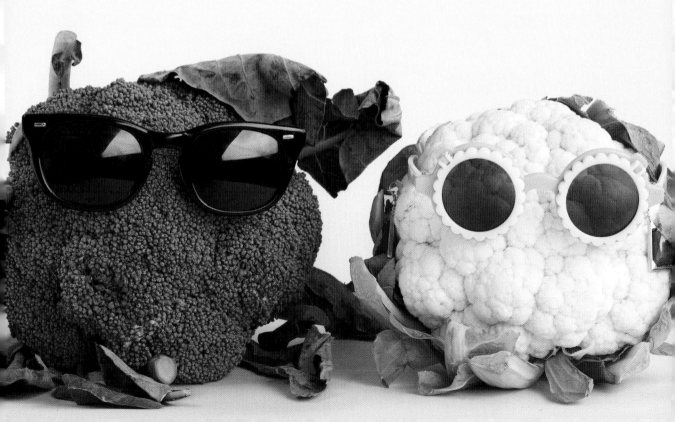

asuntos
exteriores

Hoy en día nuestro supermercado global se ha convertido en un lugar accesible, hermoso, aunque a veces confuso, donde tienes prácticamente de todo al alcance de la mano, si no en la tienda especializada local, a través de miles de proveedores en línea. Para los más audaces y entregados, la única limitación parece ser el espacio de su despensa. Por suerte para este libro y para mis tendencias alimentarias, tengo un montón de espacio de almacenamiento en BabyCakes NYC.

Nací en San Diego, California, a un paso de la frontera con México. La excelente cocina de ese país corre por mis venas. Al igual que mis quemaduras de sol, es parte de mi patrimonio, y este capítulo revelará sus numerosas influencias en cómo abordo la cocina. Pero ahora vivo en la ciudad de Nueva York, que sigue y seguirá siendo la mejor ciudad del mundo. Aquí he aprendido que en la vida no hay solo cookies y guacamole (aunque no mucho más).

¡Como el pan de Etiopía! ¡Y tortitas de cebolleta de China(town)! También he incluido un pan ácimo que imita el naan, para que cuando no te apetezcan tortillas de harina o maíz (¡ambas en este capítulo!), tengas algunas alternativas para mantener tus manos ocupadas.

samosas al horno con patatas y chile verde EMPANADAS DE MAÍZ
DULCE Y CILANTRO tortitas de cebolleta LATKES DE CALABACÍN
tortillas de harina TORTILLAS DE MAÍZ pan ácimo PAN ETÍOPE

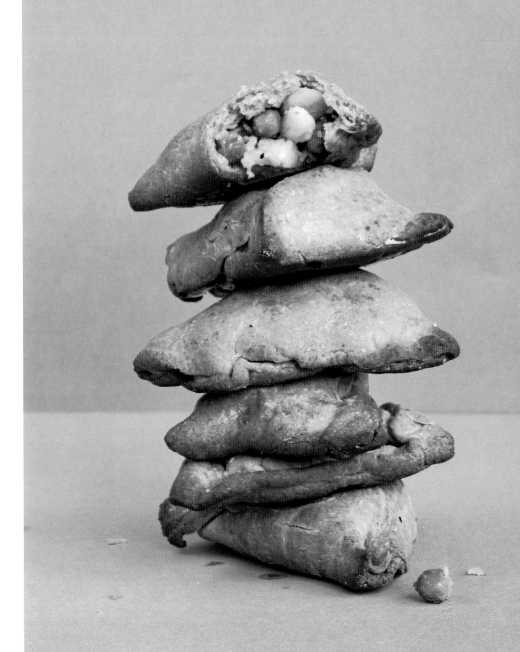

samosas al horno
con patatas y chiles verdes

He heredado de mis antepasados irlandeses una constitución delicada. Quizá comparta esta debilidad contigo debido a una sensibilidad alimentaria u otra. La comida frita en numerosas ocasiones hace estragos en mi estómago. Así que hago mis samosas al horno, aunque también están buenas fritas.

Forra 2 bandejas de hornear con papel de horno y resérvalas.

Calienta 1 cucharada del aceite en una sartén grande a fuego medio. Añade el ajo y cuécelo, removiendo de vez en cuando, 30 segundos. Añade los chiles verdes, la sal, el cilantro, el comino y remueve todo. Reduce el fuego a medio-bajo, añade los guisantes y cuécelos 3 minutos. Añade con cuidado las patatas, remueve y rehoga todo de 4 a 5 minutos. Añade el garam masala, remueve y rehoga 4 minutos más. Retira la sartén del fuego y deja enfriar el relleno 30 minutos.

Precalienta el horno a 200 °C.

Divide la masa de hojaldre en trozos del tamaño de una pelota de golf. Extiende cada bola formando un círculo de 15 cm de diámetro, corta cada círculo por la mitad y unta con agua los bordes. Enrolla con la mano un trozo de masa formando un cono y sella todos los bordes excepto la parte superior. Llena el cono con unas 3 cucharadas del relleno para samosas, pellizca la parte superior formando un triángulo para sellar los bordes y colócalo sobre las bandejas preparadas. Repite el proceso con el resto de ingredientes. Unta las samosas con la cucharada de aceite restante.

Hornea 12 minutos y luego gira las bandejas 180 grados. Hornea las samosas hasta que estén doradas. Deja enfriar las samosas en las bandejas 10 minutos antes de servir.

14 unidades

- 2 cucharadas (30 g) de aceite de coco sin aroma, derretido
- 2 dientes de ajo picados
- 4 chiles verdes (sirven de lata) picados
- 2 cucharaditas de sal
- 1 cucharadita de cilantro molido
- ½ cucharadita de comino molido
- ½ taza (75 g) de guisantes (congelados servirán)
- 3 patatas grandes tipo Yukon Gold, hervidas y cortadas a dados
- ¼ de cucharadita de garam masala
- 1 masa de la receta de hojaldre normal (pág. 110)

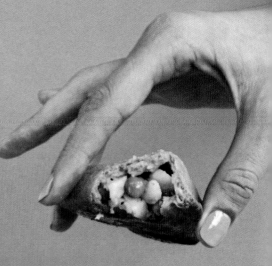

empanadas de maíz dulce y cilantro

Una de las mayores alegrías que experimenté al desarrollar la masa de hojaldre fue que me permitió explorar nuevos y ligeramente exóticos (por lo menos para mí) usos de la masa. Si eres una de esas personas anticilantro, cámbialo por cualquier hierba de hoja similar, y listo.

Calienta el aceite en una sartén grande a fuego medio. Añade la cebolla y cuécela removiendo de vez en cuando, durante 2 minutos. Añade el maíz, el ajo, la leche de coco y el vinagre y rehoga hasta que el maíz empiece a dorarse ligeramente (4 minutos). Añade la pimienta de Cayena y la sal, y retira la sartén del fuego.

Introduce tres cuartos de la mezcla de maíz en un procesador de alimentos y procésala hasta que esté picada. Devuélvela a la sartén e incorpora el cilantro.

Precalienta el horno a 190 °C. Forra 2 bandejas de hornear con papel de horno y resérvalas.

Coloca entre 2 láminas de papel de hornear la masa y extiéndela hasta que tenga un grosor de unos 6 mm. Corta la masa con un cortador de galletas redondo de 10 cm, o con un vaso grande de borde afilado de más o menos el mismo tamaño. Coloca los círculos de masa sobre las bandejas preparadas. Coloca 1 cucharada de relleno en el centro de cada círculo, dobla la masa encima formando una media luna y luego sella los bordes con un tenedor. Unta la superficie de las empanadas con aceite y espolvoréalas con sal.

Hornea 12 minutos y luego gira las bandejas 180 grados. Hornea las empanadas hasta que estén doradas (6 minutos). Déjalas enfriar sobre las bandejas 10 minutos antes de servirlas.

16 unidades

2 cucharadas (30 g) de aceite de coco sin aroma derretido, y un poco más para untar

½ taza (50 g) de cebolla roja picada

1 ¼ tazas (170 g) de maíz descongelado

2 dientes de ajo picados

¼ de taza (55 g) de leche de coco o de arroz

1 cucharadita de vinagre de vino blanco

¼ de cucharadita de pimienta de Cayena

1 cucharadita de sal, y un poco más para espolvorear

2 cucharadas (1 g) de hojas de cilantro fresco picado

1 masa de la receta de hojaldre normal (pág. 110)

tortitas
de cebolleta

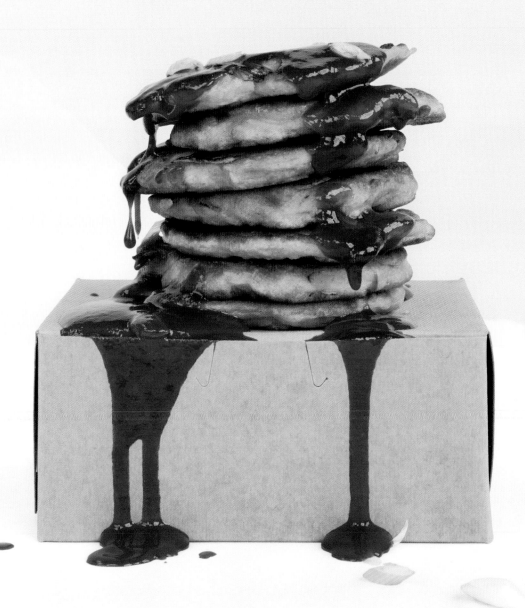

Si tienes la suerte de vivir en una zona cercana a un Chinatown auténtico, conocerás estas pequeñas tortitas como «El mejor modo de vivir prácticamente sin dinero». En las manos culinarias adecuadas, son ligeras, con un toque de cebolleta y sal asomando sobre la dulzura del aceite. Supongamos que tienes un bote de salsa de chile fermentado Sriracha por algún lado en casa. Si no es así, tómate un minuto para ir corriendo a la tienda y comprar un poco ahora, antes de empezar esta receta.

En un cuenco grande, mezcla las harinas, la sal y la goma xantana. Incorpora la leche de arroz, el agua caliente y las 2 cucharadas de aceite y bate hasta formar una masa similar a la de hacer tortitas. Con la ayuda de una espátula de goma, incorpora con cuidado la cebolleta y el ajo.

Calienta unas 2 cucharadas de aceite en una sartén grande a fuego medio. Vierte ⅓ de taza de la masa en la sartén y ladéala para extenderla bien. Cuece hasta que la superficie de la masa empiece a burbujear y secarse un poco (2 minutos). Gira la tortita y cuece el otro lado hasta que la base esté dorada, unos 2 minutos más. Pásala a un plato. Repite el proceso con la masa restante hasta hacer todas las tortitas, y sírvelas de inmediato.

8 unidades

¾ de taza (105 g) de harina normal sin gluten Bob's Red Mill

¼ de taza (25 g) de harina de avena sin gluten o harina de arroz integral

½ cucharadita de sal

¼ de cucharadita de goma xantana

½ taza (115 g) de leche de arroz

½ taza (115 g) de agua caliente

2 cucharadas (30 g) de aceite de coco, y un poco más para la sartén

3 cebolletas picadas en trozos de más o menos 1 cm de longitud

1 diente de ajo picado

latkes de calabacín

Las frituras son un verdadero arte, y el cocinero de cocina rápida del bar de tu barrio, un artista de lo más grande. Me llevó unas cuantas docenas de intentos antes de aprender cómo hacerlas exactamente igual cada vez, pero he saboreado con creces la victoria. (Consejo de profesional: es una lección difícil, pero intenta no toquetear demasiado la tortita cuando ya esté en la sartén.)

Precalienta el horno a 190 °C. Forra una bandeja de horno con papel de hornear y resérvala.

En un cuenco mediano, mezcla los calabacines y la sal. Deja reposar 20 minutos para eliminar algo de agua.

En un cuenco medio aparte, mezcla la harina, el polvo de hornear, la goma xantana y el pimentón. Añade la leche de arroz y con la ayuda de una espátula de goma, remueve hasta formar una masa espesa.

Escurre el calabacín, y presiónalo firmemente con 2 trozos de papel de cocina doblados para eliminar todo el líquido sobrante. Añade los calabacines escurridos a la masa, y con la ayuda de una espátula de goma, incorpora la cebolleta. Sazona con pimienta.

Calienta 1 cucharada del aceite en una sartén grande a fuego medio. Con la ayuda de una medida de ¼ de taza, vierte 2 medidas de la masa en la sartén. Cuece los latkes hasta que la base esté dorada (2 minutos y medio). Gíralos y cuécelos hasta que el otro lado esté dorado, 2 minutos más. Trasládalos a la bandeja de horno preparada. Sigue el proceso con la masa restante.

Coloca los latkes en el horno y hornéalos hasta que estén crujientes, 8 minutos. Déjalos sobre la bandeja 3 minutos antes de servirlos.

6 unidades

- 2 calabacines medianos rallados
- 1 cucharadita de sal
- ½ taza (70 g) de harina normal sin gluten Bob's Red Mill
- 1 cucharadita de polvo de hornear
- ½ cucharadita de goma xantana
- ¼ de cucharadita de pimentón
- ¼ de taza (55 g) de leche de arroz
- 1 cebolleta en rodajas finas
- Pimienta negra recién molida
- 3 cucharadas (40 g) de aceite de coco sin aroma derretido

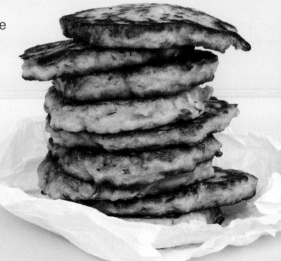

tortillas de harina

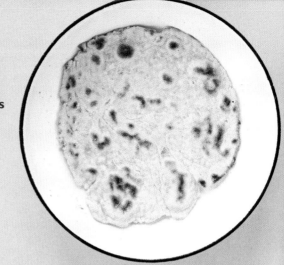

Puede que las tortillas que se venden ya preparadas se encuentren entre las pocas cosas que se supone que son totalmente adecuadas. Puede. Pero luego pruebas una tortilla casera y de pronto todo cambia. Las tortillas no son meros vehículos para frijoles, verduras y salsa (aunque esa es una empresa muy noble). Bien hechas, son prácticamente un postre. Son pequeñas pero contundentes. Cuando las pones en la sartén, florecen poéticamente. Si las comes calientes, solas, te ofrecen una leve dulzura y una textura delicada que te hará cuestionarte todo el historial de comida mexicana que hayas consumido hasta la fecha.

En un cuenco mediano, mezcla la harina, el arruruz, la fécula de patata, el azúcar, la sal, el polvo de hornear y la goma xantana. Añade la mantequilla y trabaja con las manos, amasando suavemente. Añade las leches y amasa todo hasta formar una masa pegajosa. Puede que tengas que añadir uno o dos chorritos de agua para que la masa esté lo bastante húmeda como para unirse. Envuélvela en papel film y refrigérala durante 1 hora.

Saca la masa de la nevera, desenvuélvela y divídela en 12 bolas de igual tamaño. Aplana cada bola entre 2 trozos de film transparente o papel de hornear hasta que cada tortilla tenga unos 3 mm de grosor (se hinchan bastante, así que prueba con una tortilla para determinar de qué grosor te gustan).

Calienta ½ cucharadita del aceite en una sartén grande a fuego medio. Coloca una tortilla sobre la sartén y cuécela hasta que empiece a hincharse, unos 45 segundos. Gira la tortilla y cuécela hasta que el segundo lado esté dorado, 30 segundos más. Pasa la tortilla a un plato, cúbrela con un paño y repite el proceso con las tortillas y el aceite restante.

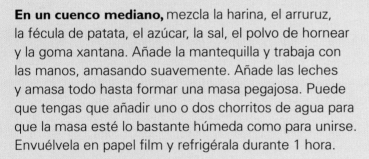

12 unidades

- 1 ¼ tazas (125 g) de harina de avena sin gluten
- 1 taza (120 g) de arruruz
- ¾ de taza (145 g) de fécula de patata
- 2 cucharadas (30 g) de azúcar vegano
- 2 cucharaditas de sal
- 1 cucharadita de polvo de hornear
- 1 cucharadita de goma xantana
- 3 cucharadas (40 g) de mantequilla (pág. 133) ablandada
- ¾ de taza (170 g) de leche de arroz a temperatura ambiente
- ½ taza (115 g) de leche de coco a temperatura ambiente
- 2 cucharadas (30 g) de aceite de coco sin aroma, derretido

tortillas de maíz

Hay una regla estricta en este caso: debes emplear harina de maíz conocida como «masa harina», a base de maíz nixtamalizado. (Nuestro compañero de vida en repostería, Bob's Red Mill, hace una versión espectacular, disponible en las tiendas de comestibles más prestigiosas). La harina de maíz normal no sirve, ni tampoco la harina de maíz gruesa. Mi versión de estas tortillas juega mucho con ese sabor de maíz salado que tanto me gusta. Si eso te molesta, reducir la sal no afectará al resultado.

En un cuenco mediano, mezcla la masa harina, la sal y el agua templada hasta formar una masa espesa. Si la masa está demasiado seca, añade tandas de 1 cucharada de agua caliente hasta ligarla. Envuelve la masa en film transparente y déjala reposar sobre la encimera 30 minutos.

Divide la masa en 6 bolas de igual tamaño. Extiende cada tortilla entre 2 trozos de film transparente o papel de hornear, aplanándola hasta que sea muy finita, de unos 3 mm de grosor.

Calienta ½ cucharadita del aceite en una sartén grande a fuego medio. Coloca una tortilla sobre la sartén y cuece hasta que empiece a hincharse, unos 45 segundos. Gira la tortilla y cuécela hasta que el segundo lado esté dorado, 30 segundos más. Pasa la tortilla a un plato, cúbrela con un paño y repite el proceso con las tortillas y el aceite restante.

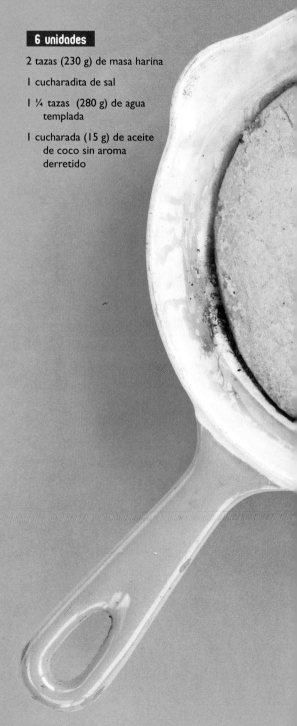

6 unidades

2 tazas (230 g) de masa harina

1 cucharadita de sal

1 ¼ tazas (280 g) de agua templada

1 cucharada (15 g) de aceite de coco sin aroma derretido

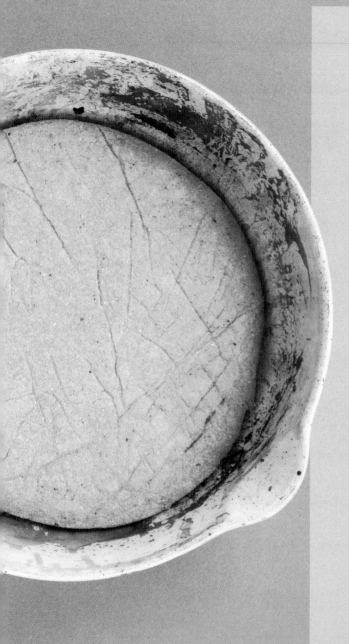

ideas para tus tortillas

Aquí tienes un par de ideas sobre cómo usar tus tortillas

Chilaquiles: Divide en cuartos 6 tortillas (página opuesta) y resérvalas. Calienta ¼ de taza (50 g) de aceite de coco sin aroma, derretido, en una sartén a fuego medio-alto. Fríe los trozos de tortilla hasta que estén ligeramente dorados, más o menos 1 minuto por lado. Retira y escurre sobre un trozo de papel de cocina. Vierte 1 taza (unos 225 g) de tu salsa favorita (la de enchilada va bien, así como cualquiera de la familia Cholula) en la misma sartén y caliéntala 1 minuto. Añade los chips de tortilla a la sartén, mézclalos con la salsa hasta que estén recubiertos y cuece todo 1 minuto más. Pasa los chilaquiles a un plato, espolvoréalos con una pizca de queso rallado vegano encima y sírvelos calientes.

Chips de azúcar y canela: Precalienta el horno a 165 °C. Forra una bandeja de horno con papel de hornear y resérvala. Coloca 6 tortillas de harina (pág. 103) en una superficie de trabajo, extiende sobre cada tortilla 1 cucharada (15 g) de mantequilla (pág. 133), luego espolvoréala con 2 cucharaditas de azúcar vegano y una pizca de azúcar con canela. Corta las tortillas en triángulos y disponlas sobre la bandeja preparada. Hornea hasta que estén crujientes y bien doradas, de 10 a 12 minutos.

pan ácimo

Este pan es suave, blandito y versátil, y burbujea tan fotogénicamente en una sartén caliente que tus invitados se quedarán pasmados al descubrir tu magia y hechicería. Dejo el ámbito de los sabores abierto a tu experimentación, así puedes mezclar y combinar las hierbas y especias que prefieras. A menudo he visto restaurantes donde lo untan con aceite de oliva y lo echan sobre una mezcla de orégano, y queda bien (solo tienes que hacerlo antes de cocerlo). Por cierto..., ¿te gusta el naan? Pues si añades dos cucharaditas de polvo de hornear a los ingredientes secos, tendrás un naan.

En un cuenco mediano, mezcla las harinas, el arruruz, el azúcar, la sal, la goma xantana y el polvo de hornear. Vierte la leche de coco y las 2 cucharadas de aceite, y con la ayuda de una espátula de goma, remueve hasta formar una masa espesa. Si la masa está demasiado seca, añade poquito a poco un chorrito de agua.

Vierte un trozo de masa del tamaño de una pelota de golf sobre una hoja de film transparente. Coloca otra hoja de film transparente encima y extiende la masa formando un rectángulo de unos 6 mm de grosor. Repite el proceso con la masa restante.

Calienta 1 cucharadita de aceite en una sartén grande a fuego medio. Coloca la masa sobre la sartén y cuece hasta que la base esté dorada y se formen burbujas encima, 1 ½ minutos. Gíralo y cuécelo 2 minutos más. Pasa el pan a un plato y repite el proceso hasta cocer toda la masa, cociendo los panes de uno en uno.

Sírvelos calientes.

8 unidades

- ½ taza (70 g) de harina normal sin gluten Bob's Red Mill
- ¾ de taza (75 g) de harina de avena sin gluten
- ½ taza (60 g) de arruruz
- 2 cucharadas (30 g) de azúcar vegano
- 2 cucharaditas de sal
- 1 cucharadita de goma xantana
- ½ cucharadita de polvo de hornear
- ½ taza (120 g) de leche de coco
- 2 cucharadas (30 g) de aceite de coco sin aroma derretido, y un poco más para la sartén

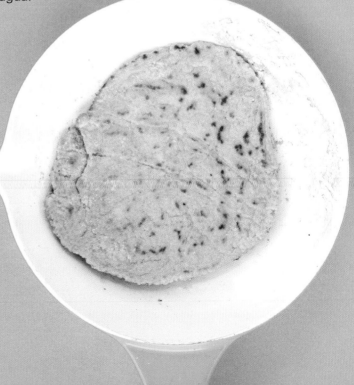

pan etíope

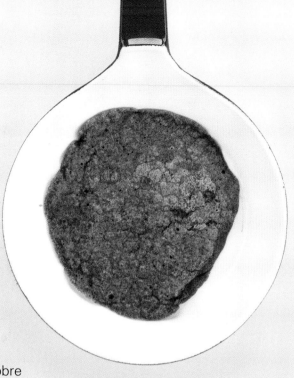

Antes de crear esta receta, era totalmente novata con la harina de teff. He aprendido que es bastante delicada en comparación con el resto de harinas que uso, pero su sabor es extraordinario. Si dejas reposar la masa durante la noche (como mínimo), fermentará con una acidez fuerte, totalmente única, casi como una masa madre. Si tu pan se está poniendo demasiado crujiente, añade ¼ de taza (30 g) de harina para darle algo de volumen.

En un cuenco mediano, mezcla la harina de teff y el agua. Cúbrelo con un paño y déjalo reposar sobre la encimera mínimo 24 horas. Al día siguiente, agrega las semillas de lino molidas, el polvo de hornear y la sal.

Calienta 1 cucharada del aceite en una sartén grande a fuego medio. Vierte ⅓ de taza de la masa sobre la sartén y ladea la sartén para que se extienda uniformemente. Cuece hasta que la superficie de la masa empiece a burbujear y a secarse ligeramente, 1 minuto. Gira el pan y cuece el otro lado, 1 minuto más o menos. Traslada el pan a un plato y repite el proceso con la masa y el aceite restantes hasta hacer todo el pan. Sírvelo de inmediato.

8 unidades

1 ½ tazas (180 g) de harina de teff

2 tazas (450 g) de agua

2 cucharadas (15 g) de semillas de lino molidas (harina de lino)

⅛ de cucharadita de polvo de hornear

¾ de cucharadita de sal

1 cucharada (15 g) de aceite de coco sin aroma, derretido

masa de hojaldre y más

Como ya sabes, la masa de hojaldre posee cientos de hermosos usos, tanto salados como dulces, desde tartas hasta empanadas; casi todas las grandes cocinas la usan de múltiples formas. Las recetas que aparecen a continuación utilizan verduras saladas, aunque en el fondo de sus corazones algunas quizá querrían ser postres.

Al igual que la masa para tarta de BabyCakes, la masa de hojaldre que hago es bastante maleable (¡mucho más de lo que puedo decir de la francesa!). Puedes recortar los extremos si cuelgan de forma extraña, o también cortar un trozo aquí para hacer un parche allá. Puede que esos errores se conviertan en tu parte favorita del plato final: el «patchwork» de masa de hojaldre forma a veces esa corteza crujiente que a todo el mundo le encanta mordisquear.

masa de hojaldre normal EMPANADA DE VERDURAS tarta de patata y puerro TARTA DE CEBOLLA Y ACEITUNAS NEGRAS DESECADAS crostata de hinojo, espinacas y puerro EMPANADAS DE SETAS

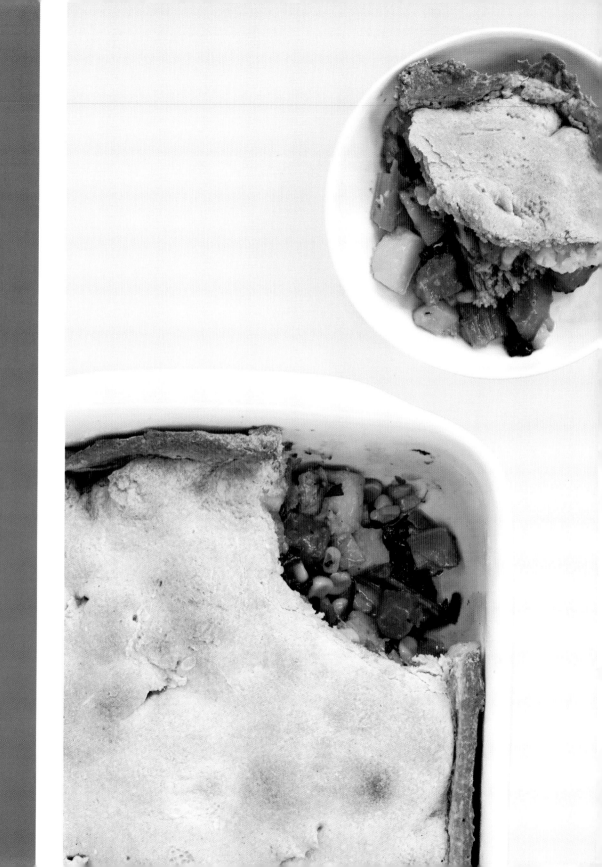

masa de hojaldre normal

Engordé tres kilos buscando esta receta. No me arrepiento. (Aunque estoy agradecida de haber resuelto el misterio antes de que la situación de mis pantalones estuviera realmente fuera de control.)

En un cuenco mediano, mezcla las harinas, el arruruz, el azúcar, la sal, la levadura, la goma xantana y el polvo de hornear. Vierte la leche y el aceite de coco, y con la ayuda de una espátula de goma, remueve hasta formar una masa espesa. Si la masa está demasiado seca, añade agua templada, en tandas de 1 cucharada. Envuelve la masa en film transparente y refrigérala 2 horas.

Mete la masa y la mantequilla en un procesador de alimentos y procesa hasta que la masa esté moteada de trozos de mantequilla de unos 24 mm (del tamaño de 1 moneda de ¼ de dólar o de 50 céntimos de euro). Envuelve la masa en film transparente y refrigérala 1 hora más.

Coloca la masa entre 2 trozos de papel de hornear y extiéndela hasta alcanzar la forma deseada.

Hornéala en un horno precalentado a 190 °C (el tiempo cambiará en función del relleno).

para 570 g

2 tazas (280 g) de harina normal sin gluten Bob's Red Mill

½ taza (50 g) de harina de avena sin gluten

1 ¼ tazas (150 g) de arruruz

1/3 de taza (70 g) de azúcar vegano

2 cucharaditas de sal

2 ¼ cucharaditas de levadura seca activa

2 cucharaditas de goma xantana

1 cucharadita de polvo de hornear

1 ¾ (420 g) de leche de coco a temperatura ambiente

½ taza (110 g) de aceite de coco sin aroma, derretido

1 taza más 2 cucharadas (250 g) de mantequilla fría (pág. 133)

no existe la masa de hojaldre de sobra

Obviamente, estoy cuestionando la palabra *sobra*. ¿Puedes tener masa de hojaldre «de sobra»? Si no es la cantidad perfecta y exacta, ¡no es suficiente! Así que reformulemos eso: he creado intencionadamente las recetas de los cruasanes (pág. 30) y la masa de hojaldre normal (página opuesta) para proporcionarte algo de masa «adicional» para guardar en el congelador. He aquí algunas cosillas que podrías probar cuando tu colección de congelados se acumule con el tiempo.

Tartaletas de chocolate a la sal: Moldea la masa de hojaldre en el molde de tu elección (¿quizás un molde para muffins mini?). Hornéala con el horno precalentado a 180 °C durante 20 minutos. Déjala enfriar. Sobre un hervidor de doble pared, funde 2 tazas (480 g) de pepitas de chocolate semiamargo vegano e incorpora lentamente y con movimientos circulares 3/4 de taza (75 g) de leche de coco. Vierte la mezcla de chocolate sobre las tartaletas, esparce por encima sal gruesa, y deja que se endurezcan durante 1 hora antes de servirlas.

Strudel de manzana: Pica 3 manzanas de cualquier variedad en dados de 6 mm y revuélvelos con azúcar, sirope de agave o azúcar de coco y una pizca de canela. Coloca la masa de hojaldre sobre una fuente de horno y añade la mezcla de manzana. Hornea en un horno precalentado a 180 °C de 25 a 30 minutos y deja enfriar 30 minutos antes de servir.

Pop Tarts (hojaldres de mermelada): Extiende la masa formando un rectángulo de 40 cm y recorta los bordes. Corta el rectángulo en rectángulos de 8 × 10 cm. Rellena la mitad de los rectángulos con 1 cucharada de tu mermelada favorita, dejando un borde de 1 cm. Unta los bordes con sirope de agave y luego coloca el segundo rectángulo encima. Con la ayuda de un tenedor, sella los bordes. Hornea 15 minutos en un horno precalentado a 180 °C. Déjalos enfriar en la bandeja 5 minutos y sírvelos.

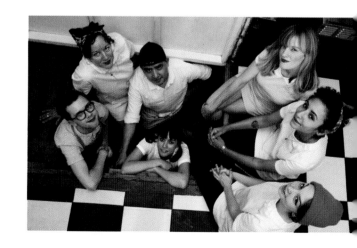

empanada de verduras

Esto viene a ser como el «anticupcake». Grande y sustancioso, incluso masculino. Puede que tengas tus propias ideas sobre cómo rellenar la empanada; me parece bien. Mientras la corteza esté bien hecha y tus ingredientes de relleno no sean muy desproporcionados, puedes juguetear a tu antojo y seguro que sabrá estupendo.

Calienta 2 cucharadas de la mantequilla en una sartén grande a fuego medio. Añade las patatas, la cebolla, las zanahorias, el apio y el ajo, y rehoga todo hasta que esté ligeramente dorado, unos 10 minutos, removiendo de vez en cuando. Añade el maíz y el arruruz y cuece 3 minutos más.

En una olla grande, pon a hervir 2 litros de agua. Añade el brócoli, la coliflor y la col rizada. Reduce a fuego bajo y rehoga las verduras a fuego lento, hasta que se ablanden, 8 minutos. Escúrrelas, pásalas a un cuenco grande, y presiónalas con papel de cocina, eliminando el agua sobrante. Incorpora la mezcla de patata en el cuenco y luego la salvia, el romero, la nuez moscada, y sal y pimienta al gusto. Con la ayuda de una espátula de goma, remueve todo con cuidado y déjalo enfriar 15 minutos.

Precalienta el horno a 190 °C. Engrasa una fuente de horno con mantequilla.

Extiende la masa refrigerada entre 2 hojas de papel de hornear formando un rectángulo de 32 x 23 cm y unos 3 mm de grosor. Retira el papel de hornear y moldea la masa para que se ajuste a la forma de la fuente. Vierte la mezcla de verduras en la fuente y cúbrela con la masa de hojaldre. Con la ayuda de un cuchillo de mondar, marca la superficie de la masa en 4 o 5 puntos. Unta la superficie con las 2 cucharadas de mantequilla restantes.

Hornea 15 minutos y luego gira la fuente 180 grados. Hornea hasta que esté dorada y burbujeante, 10 minutos. Deja enfriar la empanada 10 minutos antes de servirla.

6 porciones

- ¼ de taza (55 g) de mantequilla fundida (pág. 133) y un poco más para untar el molde
- 1 taza (150 g) de patatas a dados
- ½ cebolla amarilla pequeña picada
- ½ taza (65 g) de zanahorias a dados
- 1 tallo de apio picado
- 2 dientes de ajo picados
- ½ taza (80 g) de maíz fresco o descongelado
- 2 cucharadas (15 g) de arruruz
- 1 taza (100 g) de cogollitos de brócoli
- 1 taza (100 g) de cogollitos de coliflor
- 1 taza (65 g) de col rizada sin el tallo, picada toscamente
- Sal y pimienta negra recién molida
- ½ receta de masa de hojaldre normal (pág. 110)
- 2 cucharadas de hojas de salvia fresca picada
- Las hojas de 1 ramito de romero
- ¼ de cucharadita de nuez moscada molida

tarta de patata y puerro

Patata y puerro es una de las grandes combinaciones de la cocina. Hasta ahora no había tenido demasiados motivos para emplearla. A veces uso esta receta para hacer tartaletas porque: *(a)*, son bonitas, y *(b)*, tiendo a picotear compulsivamente, pero realmente es mucho más práctica como una tarta enorme y feliz, ya sea para cenar o para un brunch.

Calienta el aceite en una sartén grande a fuego medio. Añade los puerros, la sal y pimienta al gusto. Rehoga removiendo de vez en cuando hasta que el puerro esté ligeramente dorado, 5 minutos. Incorpora las patatas y rehoga todo 7 minutos, o hasta que las patatas estén bien doradas. Espolvorea con el romero, retíralo del fuego y déjalo enfriar 15 minutos.

Precalienta el horno a 190 °C. Forra una bandeja de horno con papel de hornear y coloca encima un molde de tarta de 23 cm.

Coloca la masa refrigerada entre 2 trozos de papel de hornear y extiéndela formando un círculo de 6 mm de grosor. Retira el papel de hornear, traslada la masa al molde de tarta y presiónala suavemente sobre el molde. Recorta la masa sobrante que sobresalga por los lados y guárdala para otro uso. Vierte la mezcla de patata y puerro sobre la tarta y extiéndela uniformemente.

Hornea 15 minutos y gira la bandeja 180 grados. Hornea hasta que las patatas estén blandas y la corteza esté bien dorada, 10 minutos. Deja enfriar la tarta 15 minutos antes de servirla.

8 porciones

- 1 cucharada (15 g) de aceite de coco sin aroma derretido
- 2 puerros (solo la parte blanca y verde claro) en rodajas finas
- 1 cucharadita de sal
- Pimienta negra recién molida
- 2 patatas rojas picadas
- Las hojas de 2 ramitos de romero
- ½ masa de la receta de hojaldre normal (pág. 110), o ½ masa de la receta de cruasanes (pág. 30), o de cruasanes de espelta (pág. 32)

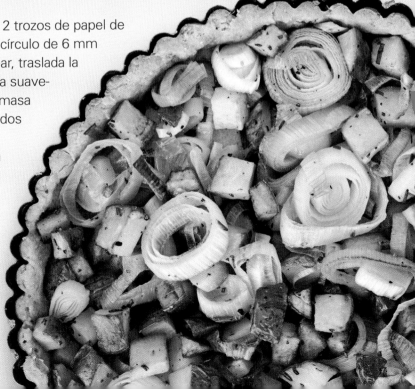

tarta de cebolla y aceitunas negras desecadas

Te ruego que para preservar la dignidad de esta tarta clásica, te abstengas de utilizar aceitunas en lata. Tengo la esperanza de que en alguna parada de tu recorrido al hacer la compra exista un lugar donde vendan aceitunas negras desecadas (a veces llamadas aceitunas muertas), de esas que se compran a granel en la mayoría de los mercados. Esta es mi versión de la acreditada combinación de cebolla y aceitunas. No soy una súper fanática de usar infinidad de cebollas caramelizadas, así que pongo algo poco menos que otros chefs y panaderos, confiando en que la corteza prevalezca. Me parece bien si quieres aumentar la cantidad de cebolla, pues esta masa de hojaldre puede aguantar hasta dos cebollas grandes.

Precalienta el horno a 190 °C. Forra una bandeja de horno con papel de hornear, coloca encima un molde de tarta de 23 cm y reserva.

Calienta 1 cucharada del aceite en una sartén grande a fuego medio. Añade las cebollas y cuécelas, removiendo de vez en cuando, hasta que estén tiernas, unos 3 minutos. Añade el tomillo y retira del fuego.

Coloca la masa refrigerada entre 2 trozos de papel de hornear y extiéndela formando un círculo de 6 mm de grosor. Retira el papel de hornear, traslada la masa al molde de tarta y presiónala suavemente sobre el molde. Recorta la masa sobrante que sobresalga por los lados y guárdala para otro uso. Vierte la mezcla de cebolla sobre la masa, esparce por encima las aceitunas y sazona con sal y pimienta.

Hornea hasta que esté bien dorada, de 20 a 25 minutos. Deja enfriar la tarta 10 minutos antes de servirla.

8 porciones

- 3 cucharadas (40 g) de aceite de coco sin aroma derretido

- 1 ½ cebollas en rodajas finas

- 2 cucharadas (1 g) de hojas de tomillo fresco

- ½ masa de la receta de hojaldre normal (pág. 110), o ½ masa de la receta de cruasanes (pág. 30), o de cruasanes de espelta (pág. 32)

- ¼ de taza (30 g) de aceitunas negras desecadas deshuesadas y cortadas por la mitad

- Sal y pimienta negra recién molida

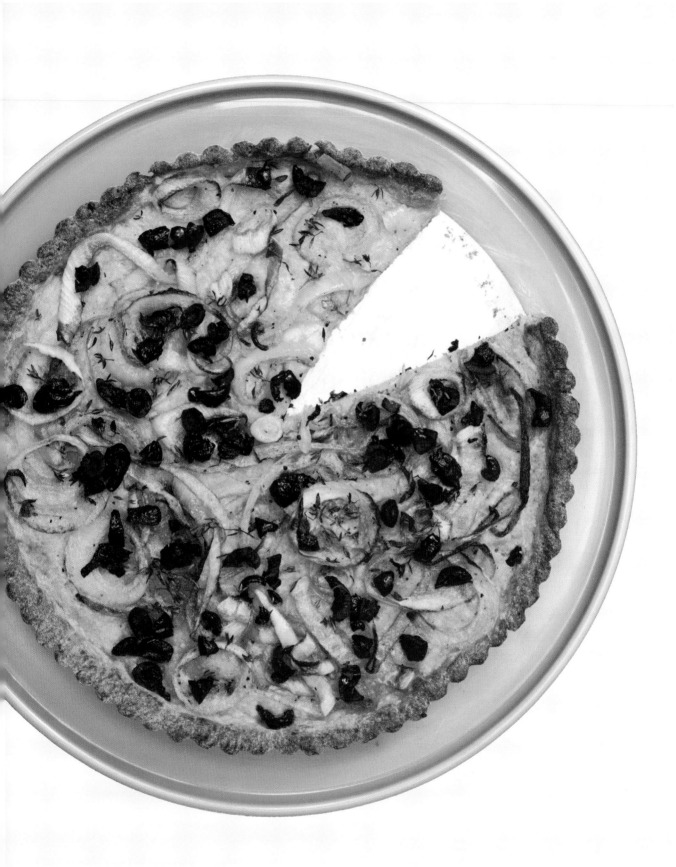

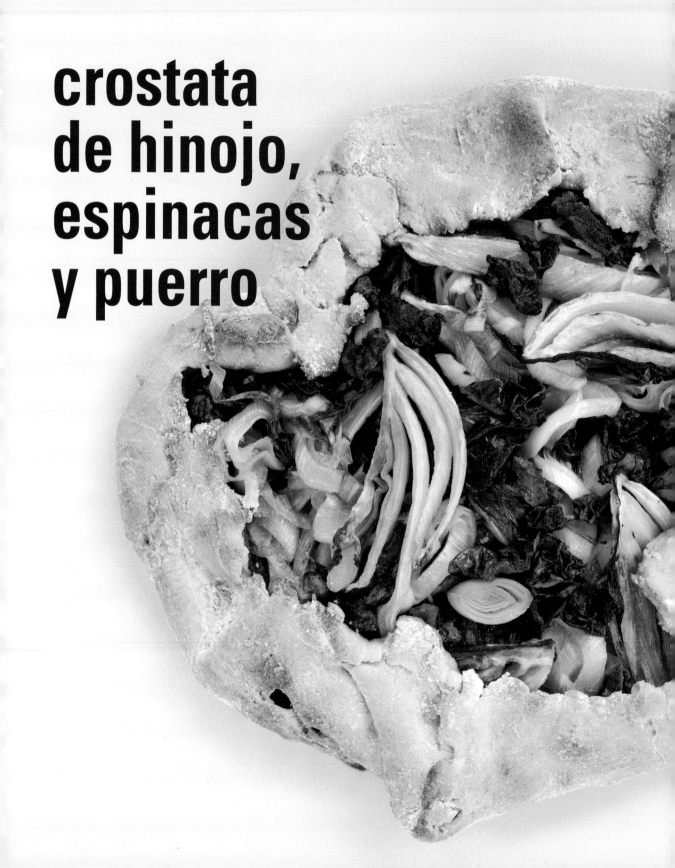

crostata de hinojo, espinacas y puerro

Aprendí a hacer una crostata tradicional con mi amigo **Brooks Headley**, galardonado con el premio culinario de la James Beard Foundation y pastelero jefe del restaurante Del Posto de Nueva York. Me enseñó lo importante que es pensar en la simplicidad, y también que no es bueno andarse con remilgos. Y me mostró a mí, una irlandesa de California, cómo canalizar mi nonna italiana interior. ¡Y funcionó! Hay que ser confiado e intuitivo. No puedes pifiarla con esta receta, a menos que dejes poco hechas tus verduras, así que no lo hagas.

Forra una bandeja de horno con papel de hornear y reserva.

Calienta 2 cucharadas del aceite de oliva en una sartén grande a fuego medio. Añade el hinojo y los puerros y rehoga todo, removiendo de vez en cuando, hasta que esté blando, unos 4 minutos. Añade el ajo y rehoga 1 minuto. Añade las espinacas y rehógalas hasta que languidezcan, alrededor de 1 minuto. Sazona con sal y pimienta al gusto y rocíalo con las 2 cucharadas de aceite de oliva restantes. Déjalo enfriar 15 minutos.

Precalienta el horno a 200 °C.

Coloca la masa refrigerada entre 2 trozos de papel de hornear y extiéndela formando un círculo fino de 1 cm de grosor más o menos. Retira el papel de hornear y traslada la masa a la bandeja de horno preparada. Vierte las verduras en el centro de la masa y extiéndelas para cubrir la superficie, dejando un borde de 2 cm. Empezando por la parte superior y moviéndote en dirección a las agujas del reloj, dobla los bordes de la masa hacia el centro, cubriendo las verduras. No tiene que quedar bonito. Espolvorea el tomillo y la salvia por encima.

Hornea 15 minutos, y luego gira la bandeja 180 grados. Hornea hasta que la corteza esté dorada, 10 minutos. Deja enfriar la crostata 15 minutos sobre la bandeja antes de servirla.

8 porciones

¼ de taza (55 g) de aceite de oliva

1 bulbo de hinojo grande, sin el corazón y picado

2 puerros grandes (solo la parte blanca y verde claro), en rodajas finas

1 diente de ajo picado

4 tazas (120 g) de espinacas baby

Sal y pimienta negra recién molida

1 receta de masa de hojaldre normal (pág. 110)

1 cucharada (5 g) de hojas de tomillo fresco

1 cucharada (1 g) de hojas de salvia fresca picada

empanadas de setas

Las setas han sido durante mucho tiempo las mejores amigas de los veganos. Son sustanciosas, versátiles y extremadamente receptivas para prácticamente cualquier aderezo y método de preparación. He probado esta receta con gran variedad de setas, desde champiñones Portobello hasta setas shiitake, y siempre he obtenido excelentes resultados.

Precalienta el horno a 200 °C. Forra una bandeja de horno con papel de hornear y reserva.

Calienta 2 cucharadas del aceite en una sartén grande a fuego medio. Añade la cebolla y rehoga removiendo de vez en cuando hasta que esté bien dorada, unos 4 minutos. Añade los champiñones y rehoga hasta que estén tiernos, unos 4 minutos. Sazona con sal y pimienta, agrega las hierbas, rocía todo con las 2 cucharadas de aceite de oliva restante, remueve y resérvalo, dejándolo enfriar 15 minutos.

Coloca la masa refrigerada entre 2 trozos de papel de hornear y extiéndela hasta que tenga unos 6 mm de grosor. Retira el papel de hornear y, usando un cortador de galletas redondo de 8 cm, corta círculos de masa. Coloca 1 cucharada de la mezcla de setas en la mitad de cada círculo, dejando un borde de 6 mm. Dobla cada círculo de masa en forma de media luna y sella los bordes con un tenedor, para crear un efecto ondulado. Coloca las empanadas sobre la bandeja de hornear.

Hornea 8 minutos y luego gira la bandeja 180 grados. Hornea hasta que estén doradas, 8 minutos. Deja enfriar las empanadas en la bandeja 10 minutos antes de servirlas.

24 unidades

- ¼ de taza (55 g) de aceite de oliva
- ½ cebolla mediana picada
- 1 ¼ libras (565 g) de champiñones blancos, recortados y en rodajas finas
- Sal y pimienta negra recién molida
- Las hojas de 2 ramitos de romero
- ½ cucharada de salvia fresca picada
- ½ masa de la receta de hojaldre normal (pág. 110), o ½ masa de la receta de cruasanes (pág. 30), o de cruasanes de espelta (pág. 32)

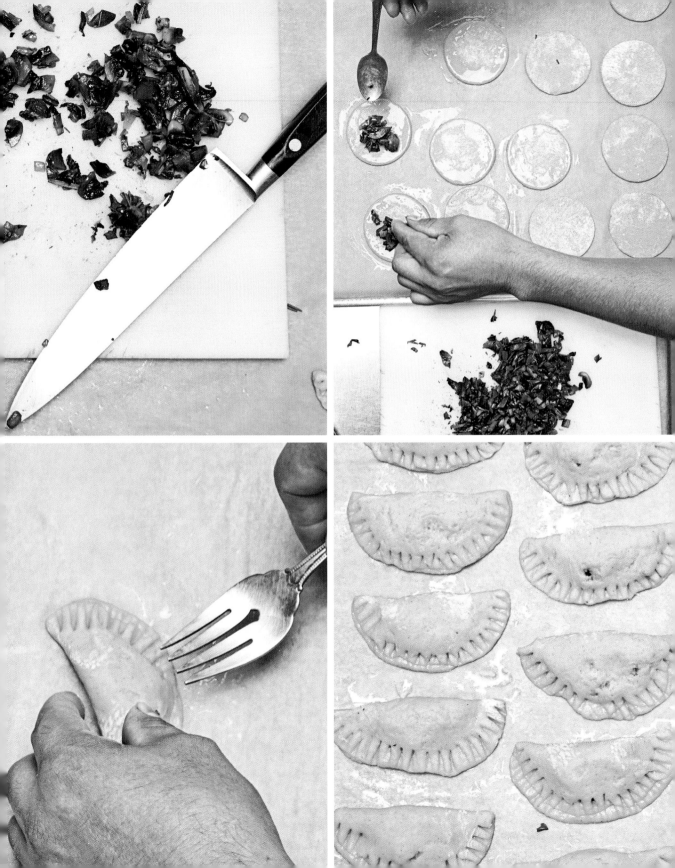

para picar

Lo mejor es contar con algo para picar que armonice a la perfección en cada ocasión. En mi mente hay muchas variedades: para llevar en el bolso, para comer en el parque, o para tomar después de la escuela o a medianoche, o esperando el tren, o en el trabajo. Describirlos me estresa porque son una parte muy importante de mi vida y deseo con toda mi alma hacerles justicia.

Hasta donde me alcanza la memoria, siempre he preferido picar entre horas que las comidas. Esto es en parte porque no soporto sentirme demasiado llena, y algo para picar te ofrece justo la energía que necesitas para apañártelas en un futuro inmediato... hasta la hora del siguiente picoteo. Supongo que solo es otra forma de comer.

En realidad he desarrollado para ti una estrategia para picar entre horas. Las crackies de avena (pág. 122) puedes llevarlas en el bolso, el maletín, la bolsa de la merienda del niño o en las bolsas ecológicas de tela, pues son inodoras y fáciles de esconder, y satisfacen antojos tanto dulces como salados. Las crackers de almendra y romero (pág. 127) debes guardarlas en recipientes de plástico distribuidos por toda tu casa o piso (¡No olvides la habitación del niño!) para tenerlas fácilmente a mano. Llévate las chips de col rizada (pág. 126) en una bolsa de plástico para comerlas después de tu programa de ejercicios, pero no antes de las diez de la mañana. Estas directrices a mí me funcionan, y creo que también te servirán a ti.

crackies de avena PALITOS DE PAN pretzels
CHIPS DE COL RIZADA crackers de almendra y romero

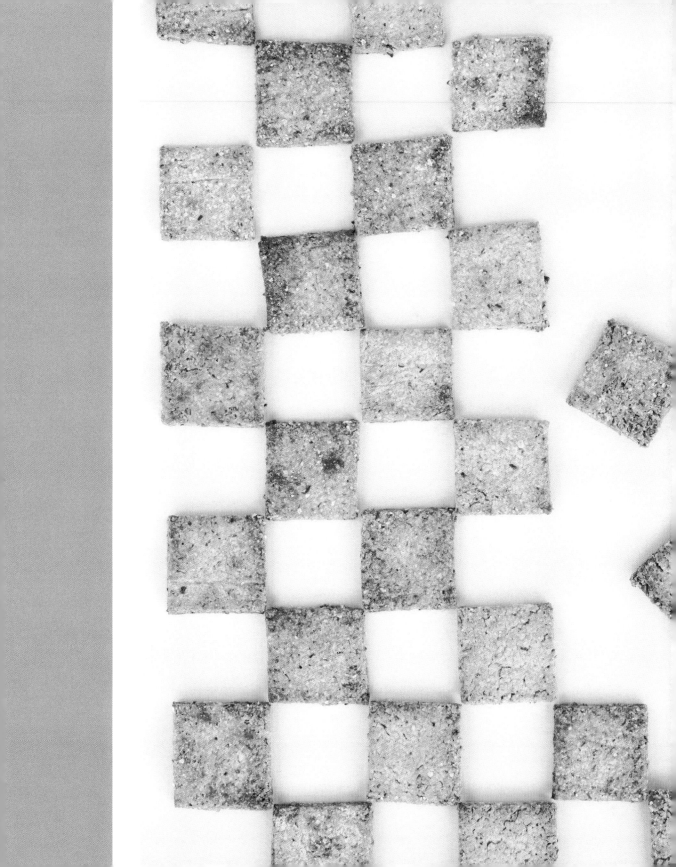

crackies de avena

Mucha gente considera las Wheat Thins las mejores galletas saladas que existen. En mi casa he presenciado cómo se evaporaban cajas enteras en el transcurso de una hora. Mi versión en avena, a las que he llamado «crackies», pues es así como las llama mi hija, se basan en lo que yo recuerdo como la mejor parte de este antojo: la sal. He emulado el trigo usando en su lugar harina de avena y de lino, y luego he añadido una pizca de harina de maíz para darle el toque crujiente, además de un pelín de azúcar para unirlo todo.

En un cuenco mediano, mezcla la harina de avena, la fécula de patata, la harina de maíz, las semillas de lino molidas, el azúcar, la goma xantana y la sal. Añade el aceite, el agua fría, la vainilla y el sirope de agave, y con la ayuda de una espátula de goma, remueve hasta formar una masa pegajosa. Si la masa queda demasiado seca, añade más agua en tandas de 1 cucharada. Envuelve la masa en film transparente y refrigérala 1 hora.

Precalienta el horno a 150 °C. Forra una bandeja de horno con papel de hornear y reserva.

Retira la masa de la nevera, desenvuélvela y colócala entre 2 trozos de papel de hornear. Extiende la masa formando un rectángulo de unos 3 mm de grosor. Retira el papel de hornear, recorta los bordes rugosos de la masa y córtala en cuadrados de 5 cm. Coloca los cuadrados sobre la bandeja preparada, úntalos con aceite y espolvoréalos ligeramente con sal.

Hornea 15 minutos y luego gira la bandeja 180 grados. Hornea hasta que estén bien doradas (6 minutos). Deja enfriar las galletas sobre la bandeja de horno 5 minutos antes de servir.

42 unidades

- 1 taza (100 g) de harina de avena sin gluten
- 1/3 de taza más 1 cucharada (70 g) de fécula de patata
- 1/4 de taza (35 g) de harina de maíz
- 2 cucharadas (15 g) de semillas de lino molidas (harina de lino)
- 2 cucharadas (30 g) de azúcar vegano
- 2 cucharadas de goma xantana
- 1 cucharadita de sal, y algo más para espolvorear
- 1/4 de taza (55 g) de aceite de coco sin aroma, derretido, y un poco más para untar
- 1/4 de taza (55 g) de agua fría
- 2 cucharaditas de extracto de vainilla puro
- 1 cucharada (20 g) de sirope de agave

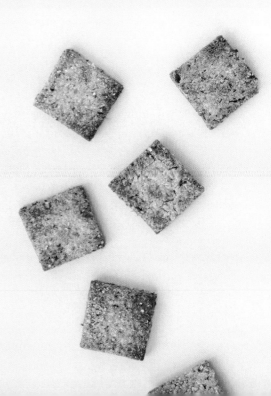

palitos de pan

Salieron casi por accidente, mientras jugueteaba con una tanda de masa estropeada y hablaba por teléfono. Lo que acabé creando fue el mejor palito de pan que había comido desde que los descubrí en el Pizza Hut, cuando estudiaba quinto grado y celebré el cumpleaños de mi mejor amiga Clarissa. ¡Ay Clarissa, no te lo vas a creer!

Forra una bandeja de horno con papel de hornear y reserva.

En un cuenco grande, mezcla la harina de arroz, la harina de avena, la fécula de patata, el arruruz, el azúcar, la sal, la goma xantana, el polvo de hornear y la levadura. Añade las leches templadas y con la ayuda de una espátula de goma, mezcla todo hasta que la masa se desprenda fácilmente de las paredes del cuenco. Si la masa no se despega, añade arruruz en tandas de 1 cucharada, y si está demasiado seca, añade poquito a poco un chorrito de agua templada.

Envuelve la masa en film transparente y guárdala en la nevera 1 hora.

Saca la masa de la nevera, desenvuélvela y córtala formando 24 bolitas. Espolvorea ligeramente la encimera con harina de arroz, extiende cada bola formando una cuerda de 15 cm, y luego pásalas a la bandeja. Una vez formados todos los palitos, cúbrelos con un paño y déjalos levar 1 hora.

Precalienta el horno a 200 °C.

Hornea los palitos 6 minutos, gira la bandeja 180 grados y sigue horneando 3 minutos más, o hasta que la corteza esté bien dorada. Retira los palitos del horno y déjalos enfriar 5 minutos antes de servir.

24 unidades

- 1 ¼ tazas (175 g) de harina de arroz integral, y algo más para extender la masa
- ½ taza (50 g) de harina de avena sin gluten
- 1 ⅓ tazas (255 g) de fécula de patata
- 1 taza (120 g) de arruruz, o más si es necesario
- 2 cucharadas (30 g) de azúcar vegano
- 1 cucharada (15 g) de sal
- 1 cucharadita de goma xantana
- 1 cucharada (15 g) de polvo de hornear
- 2 ¼ cucharaditas de levadura seca activa
- ½ taza (120 g) de leche de coco templada
- 1 taza (225 g) de leche de arroz templada

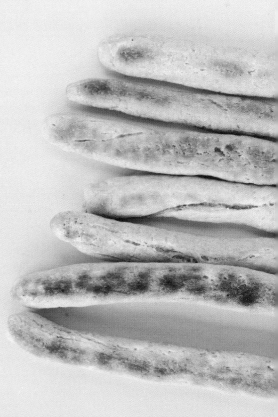

pretzels

Hay recetas que aumentan la autoestima, y esta es sin duda una de ellas. Los pretzels no son precisamente fáciles de hacer, pero una vez has pillado la técnica, mirarás fijamente a los ojos a otros productores de pretzels y verás reflejada en ellos una camaradería tácita. He aquí un buen consejo que te ayudará a conseguirlo: si te pone de los nervios que tus pretzels vayan a perder su forma al tocar el agua hirviendo (¡una preocupación totalmente lícita!), congela la masa unas horas después de hacerla, así aguantarán mejor al hervirlos.

En un cuenco pequeño, mezcla el agua caliente, el azúcar y la levadura. Remueve una vez y déjalo reposar hasta que burbujee, unos 10 minutos.

En un cuenco mediano, mezcla las harinas, el aceite, el polvo de hornear, la goma xantana y la sal. Añade la mezcla de levadura y con la ayuda de una espátula de goma, remueve hasta formar una masa espesa y pegajosa. Cubre la masa con un paño y déjala reposar sobre la encimera 1 hora. Envuelve la masa en film transparente y resérvala.

Forra una bandeja de horno con papel de hornear, úntala ligeramente con aceite y resérvala.

Divide la masa en bolas del tamaño de una pelota de ping-pong. Amasa cada bola formando una cuerda de unos 15 cm de longitud. Retuerce cada cuerda en forma de pretzel, presionando con fuerza los extremos unidos para que conserven su forma, y colócalas sobre la bandeja preparada.

Precalienta el horno a 200 °C.

En una olla grande, lleva a ebullición 8 cm de agua a alta temperatura y añade el bicarbonato sódico.

16 unidades

- 1 taza (225 g) de agua caliente (a unos 50 °C)
- ¼ de taza (55 g) de azúcar vegano
- 2 ¼ cucharaditas de levadura seca activa
- 1 ³/₄ tazas (245 g) de harina de arroz integral
- 1 taza (140 g) de harina normal sin gluten Bob's Red Mill
- 2 cucharadas (30 g) de aceite de coco sin aroma, derretido, y un poco más para engrasar la bandeja
- 1 cucharada (15 g) de polvo de hornear
- 1 cucharadita de goma xantana
- 1 cucharadita de sal
- 3 cucharaditas (45 g) de bicarbonato sódico

Reduce el fuego para que el agua solo hierva a fuego lento. Echa un pretzel al agua y hiérvelo 45 segundos. Gíralo con unas pinzas y hierve el otro lado 30 segundos. Traslada el pretzel a una rejilla para que se escurra. Repite el proceso con los pretzels restantes. Una vez los pretzels estén completamente escurridos, devuélvelos a la bandeja de horno, dejando una distancia de 2,5 cm entre ellos.

Hornea 5 minutos y luego gira la bandeja 180 grados. Hornéalos hasta que estén dorados, 5 minutos más. Déjalos enfriar sobre la bandeja 10 minutos antes de servirlos.

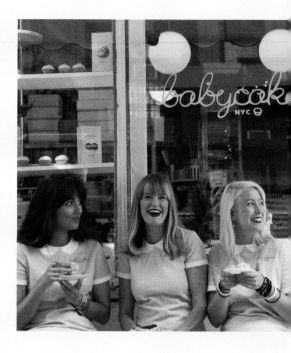

elabora tus pretzels con espelta

Puede que tengas razones para querer hacer los pretzels con espelta. En primer lugar, la espelta es más barata. También salen un poco más ligeros, se necesitan menos ingredientes, y en general son un poco más sencillos porque es más fácil trabajar con espelta. Para convertir mi receta a espelta (¡es tan fácil!), cambia la lista de ingredientes de la receta original por la siguiente lista de ingredientes y proporciones, y sigue exactamente las mismas instrucciones de horneado. ¡Sí!

1 taza (225 g) de agua caliente (a unos 49 °C)

1 cucharada (20 g) de sirope de agave

2 ¼ cucharaditas de levadura seca activa

2 ³/₄ tazas (385 g) de harina de espelta blanca

2 cucharadas (30 g) de aceite de coco sin aroma, derretido, y un poco más para engrasar la bandeja

1 cucharada de sal (20 g)

chips de col rizada

No tengo ni idea de por qué, pero estas chips son el aperitivo más controvertido del planeta. O te gustan, o te sacan de quicio. Mi presupuesto mensual para chips de col rizada antes de crear esta receta era... ni me atrevo a decirlo. Dejémoslo en *mucho*. Poco sabía yo que esta receta estaba a mi alcance, ¡y que en el proceso podría ahorrar lo suficiente como para invertirlo en otro picoteo totalmente nuevo!

Precalienta el horno a 120 °C. Forra 2 bandejas de horno con papel de hornear y resérvalas.

Introduce la col en un cuenco y añade el aceite, las semillas de sésamo, la levadura de cerveza, la sal y la pimienta de Cayena. Revuelve la col con las manos hasta que todas las hojas estén bien cubiertas. Traslada la col a las bandejas de horno preparadas.

Hornea la col, removiendo a media cocción, hasta que esté crujiente, unos 30 minutos. Deja enfriar las chips de col rizada en las bandejas 5 minutos antes de servir.

4 raciones

1 penca de col rizada sin el tallo

2 cucharadas (30 g) de aceite de coco sin aroma derretido

$^1/_3$ de taza (40 g) de semillas de sésamo

¼ de taza (30 g) de levadura de cerveza

1 cucharadita de sal

¼ de cucharadita de pimienta de Cayena

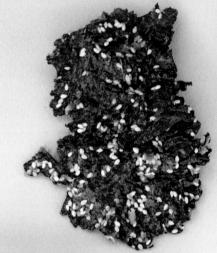

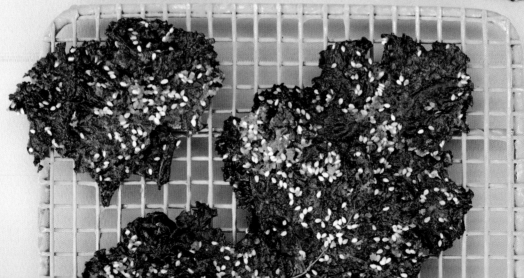

crackers de almendra y romero

Evito la harina de almendra en el bakery café porque me solidarizo con el sufrimiento de los que son alérgicos a los frutos secos, pero son necesarios para esta receta. La harina de almendra proporciona un sutil toque de dulzura que resulta perfecto. Si tienes que sustituir la harina de almendra, prueba con harina de arroz.

para 36 crackers

- 1 ½ tazas (170 g) de harina de almendra blanqueada
- ½ taza (50 g) de harina de avena sin gluten
- 1/3 de taza (65 g) de fécula de patata
- 2 cucharadas (2 g) de hojas de romero fresco picado
- 1 cucharadita de goma xantana
- 1 cucharadita de sal
- 2 cucharadas (30 g) de aceite de coco sin aroma derretido
- ½ taza (115 g) de agua fría

Precalienta el horno a 180 °C. Forra una bandeja de horno con papel de hornear y resérvala.

En un cuenco mediano, mezcla las harinas, la fécula de patata, el romero, la goma xantana y la sal. Vierte el aceite de coco y el agua fría, y con la ayuda de una espátula de goma, remueve hasta formar una masa espesa. Envuelve la masa en film transparente y refrigérala 1 hora.

Retira la masa de la nevera, desenvuélvela y colócala entre 2 trozos de papel de hornear. Extiende la masa formando un rectángulo grande de 40 x 30 cm y de unos 3 mm de grosor. Retira el papel de hornear, recorta los bordes de la masa y trasládala a la bandeja preparada. Corta la masa en rectángulos de 6 cm con un cuchillo.

Hornea 10 minutos y luego gira la bandeja 180 grados. Hornea hasta que estén ligeramente doradas (5 minutos). Deja enfriar las crackers sobre la bandeja 10 minutos antes de servir.

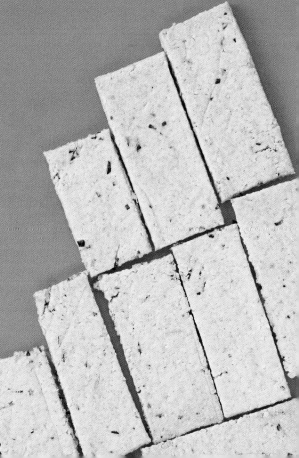

dips y aliños, una salsa, una crema y mantequilla

Básicamente, condimentos. Pero esa es una palabra terrible, ¿verdad? No logra transmitir mucho, en mi opinión, así que he optado por ponerle a este capítulo un nombre un pelín literal, pues amo este capítulo con toda mi alma.

Hablemos un minuto sobre la mantequilla, ¿vale? Tienes en tus manos un libro de panes y bollos, y quizás eso se deba a que te has cruzado con BabyCakes en el pasado. Sin duda ahora tienes por lo menos una idea de qué hacemos y qué no hacemos allí. ¿Te esperabas una receta de mantequilla? ¡Yo tampoco! Pues aquí está. A mí me cambió la vida, y creo que podría cambiar la tuya también. Resumiendo: mi receta de mantequilla es parte del ADN de este libro.

Y viene bien acompañada en las páginas siguientes... ¡Hay de todo! Vayamos al tema.

aliño césar MAYONESA dip de alcachofa y col rizada MANTEQUILLA hummus SALSA BECHAMEL

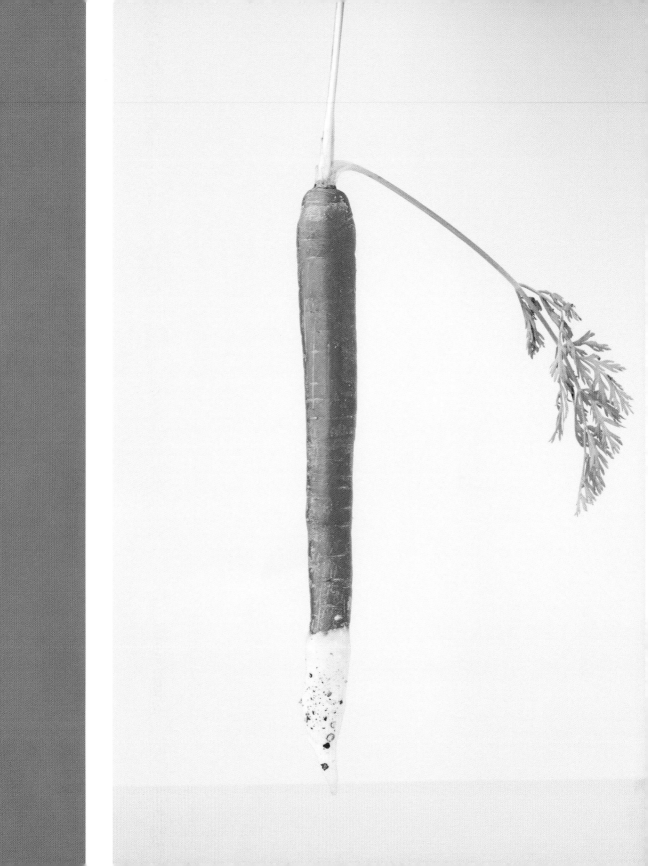

salsa césar

No solo de vinagreta vive una chica, y no voy a ofenderte suponiendo que no tienes ya tu propio mejunje de aceite y vinagre. En lugar de eso, voy a incluir esta salsa César de baja fidelidad, en parte porque es perfecta para utilizar como transición hacia tus propias interpretaciones de todo tipo de aliños cremosos. Cuando empieces a cambiar o añadir hierbas e ingredientes a tu gusto, pronto descubrirás que incluso la más leve modificación marca la diferencia. Tu primera parada debería ser usar esta receta en la ensalada que pondrás encima de la pizza cubierta de ensalada (pág. 76).

Mezcla con la batidora la mayonesa, la mostaza, el ajo y la sal, y tritúralo hasta que el ajo esté picado. Con la batidora a velocidad media, añade el aceite de oliva y el zumo de limón y bate 30 segundos. Vierte la salsa en un cuenco y sazónala con pimienta. La salsa aguantará 7 días en la nevera en un recipiente hermético.

para 1 taza (235 g)

4 cucharaditas (55 g) de mayonesa (página opuesta)

2 cucharaditas de mostaza picante

2 dientes de ajo

1 cucharadita de sal

$2/3$ de taza (140 g) de aceite de oliva

1 cucharada más 1 cucharadita (20 g) de zumo de limón recién exprimido

Pimienta negra recién molida

mayonesa

Yo como un montón de veganesa, y me siento bien. Posee un extraordinario sabor y aporta la hidratación necesaria a algunos ingredientes que, como todos sabemos, pueden generar platos secos. Pero al final me harté de pagar por ella, así que he creado mi propia receta. ¡Creo que esta te va a encantar y podrás darle un montón de usos! Puedes dejarte llevar por la imaginación, pero convertirla en un aliño para ensaladas es un modo realmente sencillo y obvio. A menudo hago un poco para la salsa César (página opuesta).

En un procesador de alimentos, introduce la leche de arroz, el vinagre, el sirope de agave, la lecitina, la sal y la mostaza, y mezcla todo bien. Con el aparato en marcha, añade lentamente 1 taza (240 g) del aceite y 1 cucharada del zumo de limón. Luego añade la taza y ¼ (300 g) de aceite y la ½ cucharada de zumo de limón restantes. Pruébalo y corrige de sal. Vierte la mayonesa en un recipiente hermético y refrigérala 2 horas antes de servirla. La mayonesa se conservará en la nevera 7 días en un recipiente hermético.

para 3 ¼ tazas (750 g)

- ³⁄₄ de taza (170 g) de leche de arroz
- ½ cucharadita de vinagre de sidra de manzana
- ½ cucharadita de sirope de agave
- 2 cucharaditas de gránulos de lecitina de girasol
- 1 ½ cucharaditas de sal
- ¼ de cucharadita de mostaza en polvo
- 2 ¼ tazas (540 g) de aceite de oliva
- 1 ½ cucharadas (20 g) de zumo de limón recién exprimido

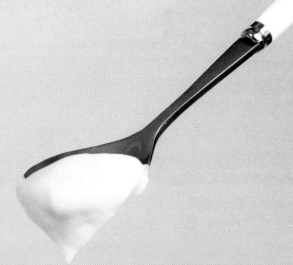

dip de alcachofa y col rizada

Es divertido cuando todo el mundo pica de un plato de dip de alcachofa chisporroteante. Pero luego se enfría, la grasa se solidifica brillante en el plato, y en ella se reflejan seis caras preocupadas. «Pero ¿qué es lo que he comido?». «¿Habré tomado demasiado?». «¿Hay un gimnasio cerca?». Voy a mostrarte que no es necesario atiborrar el dip de alcachofa con cucharones de mayonesa y glóbulos de queso monstruosos. Si crees firmemente en que hay que respetar el legado de esta receta de abrumadora cremosidad, de acuerdo: añade tres cucharadas de mayonesa (pág. 131), y ahí lo tienes. ¡Sírvelo con un pan muy simple, o con galletas sin sal, para contrarrestar la intensidad calórica!

Precalienta el horno a 180 °C.

Calienta el aceite en una sartén grande a fuego medio. Añade la cebolla y rehoga hasta que esté tierna, unos 3 minutos. Añade la col rizada, las cebolletas y el ajo, y rehoga hasta que la col se ablande, unos 5 minutos. Retira la sartén del fuego y deja enfriar 20 minutos.

Introduce la mezcla de col en un procesador de alimentos y añade las alcachofas, el queso (si lo usas), el zumo de limón, la leche de coco, la nuez moscada, y sazona con sal y pimienta. Procesa hasta que esté semi suave. Vierte la mezcla en una fuente de horno.

Hornea hasta que la superficie esté dorada, 30 minutos. Deja enfriar el dip de 5 a 10 minutos antes de servir.

2 cucharadas (30 g) de aceite de coco sin aroma, derretido, o aceite de oliva

¼ de cebolla amarilla pequeña picada

2 tazas (135 g) de col rizada sin tallo y picada toscamente

4 cebolletas en rodajas finas

1 diente de ajo picado

1 bolsa (de 340 g) de alcachofas descongeladas (o en lata si no hay más remedio)

¼ de taza (30 g) de queso sin gluten vegano rallado (opcional)

1 cucharada (15 g) de zumo de limón recién exprimido

2 cucharadas (30 g) de leche de coco

2 cucharaditas (10 g) de sal

¼ de cucharadita (1 g) de nuez moscada molida

Pimienta negra recién molida

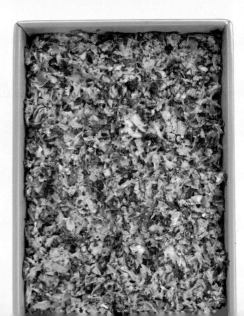

mantequilla

Siempre había creído que el glaseado de BabyCakes sabía un poco a mantequilla dulce, pero nunca fui tan ilusa como para pensar que podría cocinar recetas saladas con ella. Para sacarla de su feliz estado como cobertura de pastel, primero omití el sirope de agave, confiando en que eso nos llevaría por el buen camino. Fue horroroso. Así que decidí cambiar el emulsionante, y ahí es cuando descubrí la lecitina de girasol (¡libre de soja, claro!). Me llevó mucho tiempo perfeccionarla, pero al final conseguí dejar estupefactos incluso a mis amigos francófilos más amantes de la mantequilla. En panadería, usamos un molde de pan normal para solidificar la mantequilla, pero puedes usar el molde que quieras.

Forra un molde poco profundo (por ejemplo, un molde de pan) con papel de hornear y resérvalo.

Mezcla en una taza de medir líquidos el aceite de coco con el aceite de colza, remueve suavemente y resérvalo.

Con la batidora o con el procesador de alimentos, mezcla la leche de arroz, la leche de coco, el sirope de agave, la lecitina de girasol, la sal y la goma xantana y bátelo todo 1 minuto. Añade muy lentamente la mitad de la mezcla de aceite, seguidamente el zumo de limón, y luego la mezcla de aceite restante. Bátelo 1 minuto más.

Vierte la mezcla en el molde preparado y refrigérala hasta que se solidifique, unas 3 horas y media. Corta la mantequilla en cubos de 2,5 cm y guárdala en un recipiente hermético máximo 7 días.

para 3 ½ tazas (790 g)

1 ½ tazas (335 g) de aceite de coco sin aroma, derretido

1 taza (225 g) de aceite de colza

³/₄ de taza (225 g) de leche de arroz

¼ de taza (55 g) de leche de coco

1 cucharadita de sirope de agave

2 cucharadas (20 g) de lecitina de girasol en gránulos

1 cucharada (20 g) de sal

2 cucharaditas de goma xantana

1 cucharada (15 g) de zumo de limón recién exprimido

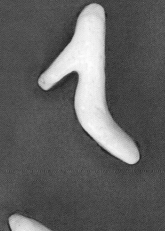

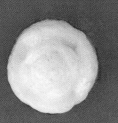

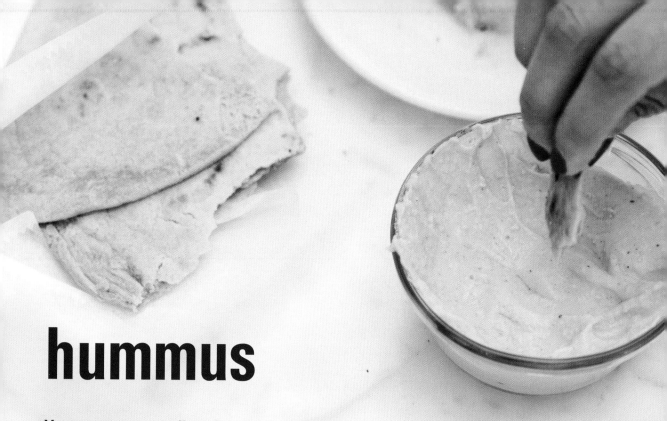

hummus

Voy a meterme en un lío y afirmar que el hummus es el plato universalmente más querido que ha llegado a América en las dos últimas décadas. Sé que lleva aquí más tiempo, viviendo una gloriosa existencia entre los hippies y los fanáticos de la vida sana, y que ya existía hace dos billones de años o así. Pero estoy hablando de su recién descubierta aceptación generalizada. A mi hija de dos años le encanta, y mi padre de ochenta y tres años lo adora. A ninguno de los dos les gusta el baba ganoush, así que con eso está todo dicho. Esta es una receta perfecta para cualquier día y ocasión.

En un procesador de alimentos, mezcla los garbanzos y el ajo, y tritúralos. Añade el aceite, el tahín, el zumo de limón, la pimienta de Cayena y la sal y procesa todo unas cuantas veces más. Si el hummus queda demasiado espeso, ve añadiendo agua en tandas de 1 cucharadita hasta conseguir el espesor deseado. El hummus aguanta en la nevera en un recipiente hermético máximo 3 días.

para 3 tazas (aprox. 740 g)

2 latas (de 440 g) de garbanzos lavados y escurridos

2 dientes de ajo

¼ de taza (55 g) de aceite de oliva

¼ de taza (55 g) de tahín

2 cucharadas (30 g) de zumo de limón recién exprimido

½ cucharadita de pimienta de Cayena

½ cucharadita de sal

salsa bechamel

Esta receta es para fardar. Es para «ocasiones especiales». No es una receta que debas hacer cada día, ni siquiera cada semana, si deseas seguir viviendo dentro de los shorts tejanos que llevas puestos ahora mismo. Pero cuando la hagas, tu mente se activará con un montón de posibilidades: ¿Salsa Alfredo? ¿Espinacas a la crema? ¿Lasaña? Todas están al alcance de la mano.

Calienta la mantequilla en una sartén grande a fuego medio. Añade la cebolla y rehógala, removiendo, durante 2 minutos. Añade el ajo y rehoga, removiendo, 1 minuto más. Mezcla el arruruz y reduce a fuego bajo. Agrega las leches, el zumo de limón, la levadura de cerveza y la nuez moscada, mezcla todo y sazona con sal y pimienta al gusto. Hazlo hasta que la salsa espese, unos 5 minutos más. Retira del fuego y déjalo enfriar 5 minutos antes de servir.

para 3 ½ tazas (aprox. 840 g)

¼ de taza (55 g) de mantequilla (pág. 133)

2 cucharadas (20 g) de cebolla picada

2 dientes de ajo picados

3 cucharadas (20 g) de arruruz

1 ½ tazas (340 g) de leche de arroz o almendra

½ taza (120 g) de leche de coco

1 cucharada (15 g) de zumo de limón recién exprimido

3 cucharadas (30 g) de levadura de cerveza

¼ de cucharadita de nuez moscada molida

Sal y pimienta negra recién molida

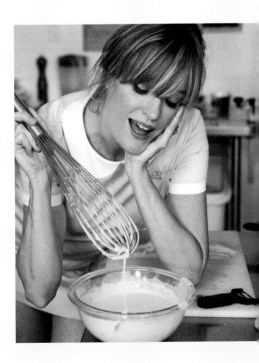

pan resucitado

Por más que nos obliguemos a comer más nosotros mismos, o bien obliguemos a nuestros seres queridos, siempre quedarán sobras. Hay que aceptarlo como una bendición, y estar preparado para lidiar con todo aquello que no puedes comer en una primera ronda con cuidado, si quieres darles una segunda oportunidad.

En la bakery no sucede a menudo que tengamos (*a*) sobras, y (*b*) tiempo suficiente para experimentar con las sobras, si las hay. Ambas opciones son una bendición (¡soy muy afortunada!) y una pena (¡quiero hacer más experimentos!). Sinceramente, en parte por eso disfruto tanto haciendo estos libros: crear recetas me aleja de mis funciones administrativas y me devuelve a la cocina de pruebas, donde las sobras poseen un valor incalculable. A menudo, con un solo mordisco de algo que ha sobrado es cuando aprendes más cosas. Este capítulo incluye unas cuantas de mis formas preferidas de readaptar panes y bollos.

Para las recetas de este capítulo he usado el pan de sándwich de la página 47, sobre todo por su capacidad de adaptación y de absorción de los sabores de otros ingredientes, pero no constituye una regla ni mucho menos: si tienes pan a mano y quieres utilizarlo en una de estas recetas, me parece la mar de bien.

bruschetta PAN DE AJO ensalada con pan RELLENO picatostes

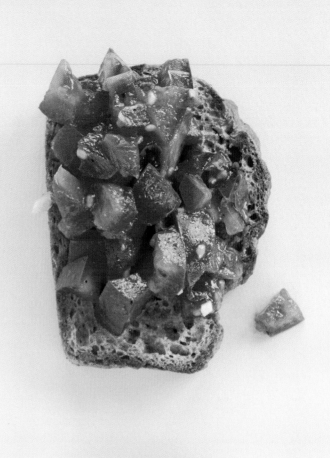

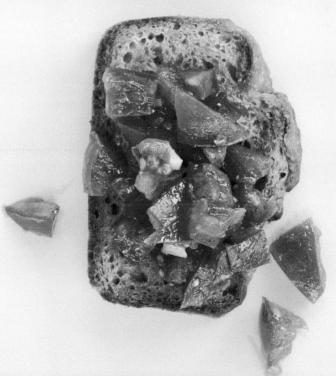

bruschetta

Una tostada con ensalada de tomate: ¿puede haber algo mejor? Hay dos claves para que esta receta luzca: encontrar los tomates más hermosos del país y procurar cortar el pan en rodajas no demasiado finas. La idea es que las rebanadas tostadas aguanten el peso de esta sabrosa ensalada.

Precalienta el horno a 200 °C. Forra una bandeja de horno con papel de hornear y resérvala.

En un cuenco mediano, mezcla los tomates, el ajo, 2 cucharadas del aceite, el zumo de limón, la albahaca, los copos de pimiento rojo y sazona con la sal y la pimienta. Revuelve bien y resérvalo.

Dispón las rebanadas de pan sobre la bandeja de horno preparada y rocíalas por encima con las 2 cucharadas de aceite restante.

Hornea 6 minutos y luego gira la bandeja 180 grados. Hornéalas hasta que estén doradas (3 minutos). Deja enfriar las tostadas 2 minutos en la bandeja.

Para servir, cubre las tostadas con la mezcla de tomate, rocíalas con el líquido del cuenco y espolvoréalas con sal y pimienta al gusto.

6 raciones

- 4 tomates pera picados
- 1 diente de ajo picado
- ¼ de taza (55 g) de aceite de oliva
- 1 cucharada (15 g) de zumo de limón recién exprimido
- ¼ de taza (10 g) de hojas de albahaca fresca a trozos
- ¼ de cucharadita de copos de pimiento rojo triturados
- ½ cucharadita de sal, y un poco más para espolvorear
- Pimienta negra recién molida
- ½ hogaza de pan de sándwich (pág. 47) cortado en rebanadas de 2,5 cm de grosor (180 g)

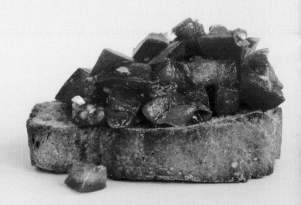

pan de ajo

Es una técnica juvenil atemporal: calienta tu mantequilla en el microondas, echa *demasiada* sal de ajo, extiéndela sobre rebanadas de pan a un grosor tal que parezca un pastel glaseado, y métela en la parrilla. Una marranada, pero en el buen sentido. Actualmente me parece que la sal de ajo sabe como si la hubieran molido en un depósito de metal y mezclada con aspirina, así que en lugar de eso, procuro asar ajos de verdad y los mezclo con unos cuantos copos de pimiento rojo triturados.

1 cabeza de ajos

2 cucharaditas (10 g) de aceite de coco sin aroma, derretido

1 taza (225 g) de mantequilla (pág. 133) ablandada

1 ½ cucharaditas de sal

1 cucharadita de copos de pimiento rojo triturados

½ hogaza de pan de sándwich (pág. 47)

Precalienta el horno a 135 °C.

Recorta las puntas del ajo y colócalo en una fuente de hornear pequeña. Rocíalo con el aceite y ásalo hasta que se ablande, 30 minutos. Déjalo enfriar 15 minutos.

Aumenta la temperatura del horno a 200 °C. Forra una bandeja de horno con papel de hornear y resérvala.

Aplasta los dientes de ajo en un cuenco pequeño y elimina la piel. Añade la mantequilla, la sal y los copos de pimiento rojo, y con la ayuda de una espátula de goma, remueve la mezcla hasta formar una pasta.

Corta el pan en sentido longitudinal hacia abajo y hacia el centro. Extiende la mantequilla de ajo generosamente sobre los lados cortados y colócalos sobre la bandeja de hornear preparada, con el lado cortado hacia arriba.

Hornea 8 minutos y luego gira la bandeja 180 grados. Hornea hasta que esté bien dorado, 5 minutos. Deja enfriar el pan de ajo sobre la bandeja 5 minutos antes de servir.

ensalada de pan

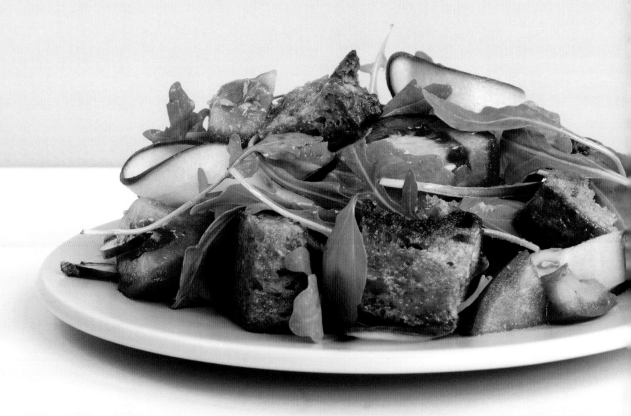

Hay un excelente restaurante en San Francisco llamado Zuni Café. Abrió en 1979, y durante mucho tiempo tuvo como chef al genio recientemente fallecido Judy Rodgers, antes chef de Chez Panisse, donde trabajé como camarera hace mucho. Fue en el Zuni, a finales de los 90, donde oí hablar por primera vez de la ensalada de pan. Allí el chef Rodgers la servía como entrante para una cena que no podía permitirme ni tampoco consumir. Pero cada vez que me dejaba caer por el bar para tomar algo, me fijaba en los camareros, que acarreaban montones de platos con algo que para mí era sencillamente asombroso: enormes y hermosos pedazos de pan tostado delicadamente y repartido entre hojas verdes. Eso sí que era una ensalada de pan de verdad. Primero el pan y luego la ensalada. Exacto. No como complemento, sino como punto central. Muy a mi pesar, nunca llegué a comer la versión de Zuni. Pero así es como siempre he imaginado que sería.

4 raciones

1 cucharada (15 g) de vinagre de vino blanco

1 diente de ajo picado

¼ de taza más 3 cucharadas (100 g) de aceite de oliva

½ hogaza de pan de sándwich (pág. 47) cortado en cubos de 2,5 cm de grosor (185 g)

2 tomates grandes cortados en cubos de 1 cm

1 pepino cortado en cintas con un pelador de verduras, desechando el centro

1 taza (20 g) de rúcula baby fresca o rúcula normal

½ cebolla roja pequeña en rodajas finas

4 hojas de albahaca a trozos

Sal y pimienta negra recién molida

En un cuenco pequeño, mezcla el vinagre y el ajo. Al batir, ve añadiendo poco a poco ¼ de taza (55 g) del aceite. Reserva.

En un cuenco mediano, mezcla los cubos de pan con las 3 cucharadas de aceite restante.

En una sartén grande a fuego medio, tuesta el pan por tandas, hasta que la base esté bien dorada, 2 minutos. Gira el pan y tuéstalo por el otro lado 2 minutos más. Devuelve los picatostes al cuenco donde los mezclaste con el aceite y añade los tomates, el pepino, la rúcula, la cebolla roja y la albahaca. Añade la vinagreta y sazona con sal y pimienta al gusto. Revuelve con cuidado la ensalada para que todo se distribuya bien por toda la ensalada y sirve de inmediato.

relleno

Te alegrará saber que esta receta es más sencilla que la variedad envasada que le encanta a tu suegra, y sabe casi un billón de veces mejor. Las hierbas son una preferencia absolutamente personal, así que incorpóralas o elimínalas en función de tus amores y odios. Pero toma nota de que las hierbas secas tienden a desarrollar bastante su sabor cuando se cuecen, así que sé prudente con las cantidades.

En una sartén grande seca a fuego medio, tuesta las nueces (si las usas) 1 minuto, remueve y tuéstalas hasta que estén fragantes, 30 segundos más. Traslada las nueces a un trozo de papel de cocina seco.

Calienta la mantequilla en una sartén ancha a fuego medio. Añade la cebolla y rehoga hasta que se ablande, unos 3 minutos. Añade el ajo y rehoga 30 segundos. Añade el pan, la salvia, las nueces y la nuez moscada, sazona con sal y pimienta y revuelve todo bien. Deja enfriar el relleno 10 minutos antes de servir.

8 raciones

½ taza (65 g) de nueces picadas (opcional)

½ taza (110 g) de mantequilla (pág. 133)

½ taza (80 g) de cebolla picada

1 cucharadita de ajo picado

1 hogaza de pan de sándwich (pág. 47) cortado a dados de 1 cm (370 g)

1 cucharada (1 g) de hojas de salvia fresca picada

¼ de cucharadita de nuez moscada molida

Sal y pimienta recién molida

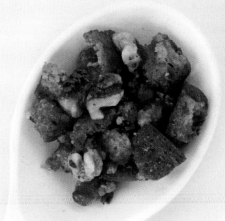

picatostes

De un modo u otro, yo como ensalada en todas las comidas. Y siempre, hasta esta receta, sorteaba con tristeza los picatostes. Era una verdadera lástima. Pero aquí está el remedio a eso. Incluso los he hecho un poco especiados.

Precalienta el horno a 200 °C. Forra una bandeja de horno con papel de hornear y resérvala.

En un cuenco mediano, mezcla el pan, la mantequilla, la salvia, el orégano y la sal, y sazónalo con pimienta. Distribuye el pan sazonado sobre la bandeja de hornear preparada.

Hornea, revolviendo a media cocción, hasta que los picatostes estén dorados, unos 12 minutos. Déjalos enfriar sobre la bandeja 3 minutos antes de servirlos. Los picatostes aguantarán en un recipiente hermético máximo 2 días.

para 2 ½ tazas (aprox. 75 g)

½ hogaza de pan de sándwich (pág. 47) cortada toscamente en cubos de 1 cm (185 g)

¼ de taza (55 g) de mantequilla derretida (pág. 133) o aceite de coco sin aroma, derretido

3 hojas de salvia a trozos

2 cucharaditas de orégano seco

2 cucharaditas de sal

Pimienta negra recién machacada

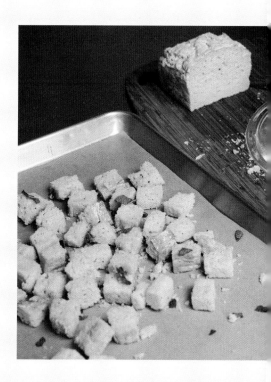

de propina: dulces

He demostrado ser incapaz de escribir una colección de recetas sin
incluir algunos postres. Los dulces sencillamente son lo que soy. Si estás
leyendo esto y te alegras de encontrar este capítulo, te pido que te unas
a mí para agradecerles a mi estupenda redactora, Rica, y a mi maravillosa
editora, Pam, que me dejaran colar estas recetas en mi libro de repostería
salada.

Aunque, seamos honestos, la mayoría no están tan lejos de los
principios de esta colección. Las recetas que vienen a continuación son
en gran medida el resultado de disponer de una barra tras otra de pan
sobrante en la cocina de pruebas. Si has llegado a conocer algo
de mí a través de estos libros, es que me gusta el color rosa y que odio
desperdiciar algo en la cocina. Has trabajado duro para dar vida a
estas recetas, y ellas deberían procurarte felicidad.

Así que he tomado algunos cruasanes a medio hacer y les he
añadido un montón de ingredientes favoritos de la despensa para
ofrecerte bollitos de nueces pecán (pág. 147). He aderezado los trozos de
un humilde pan con cacao, plátano y dátiles, y ahora puedes disfrutar del
budín de plátano y tofe (pág. 148). También hay versiones veganas y
sin gluten de galletas shortbread tipo Lorna Doone, pretzels de azúcar
y canela y babka de chocolate.

bollitos de nueces pecán BUDÍN DE PLÁTANO Y TOFE
pretzels de azúcar y canela BABKA DE CHOCOLATE galletas
shortbread GALLETAS DE AZÚCAR Y LIMÓN

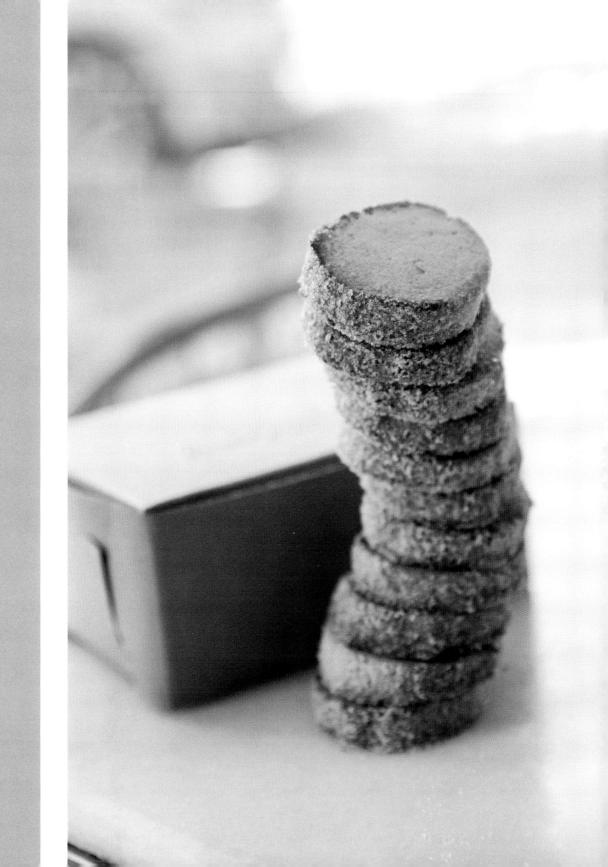

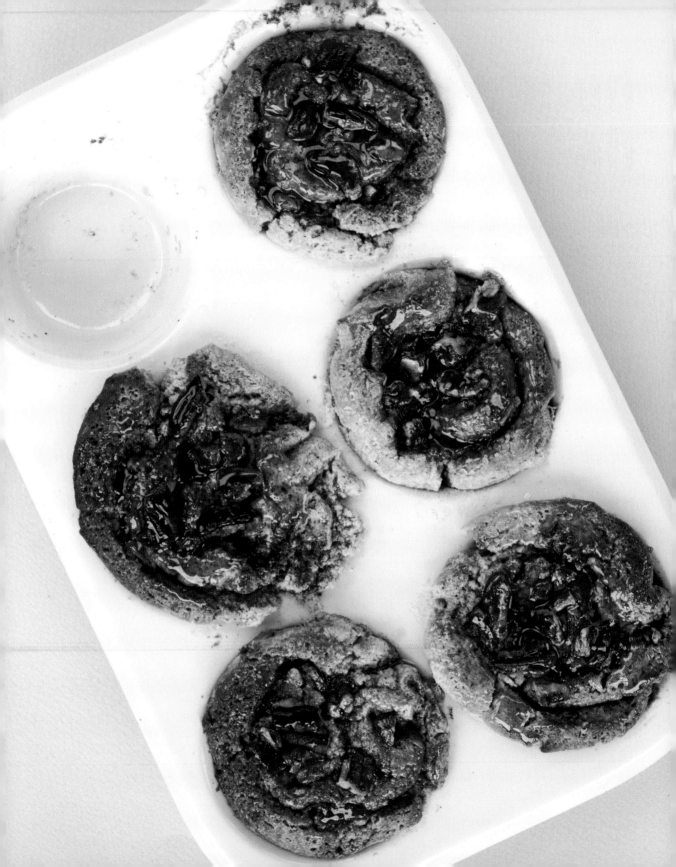

bollitos
de nueces pecán

En la panadería seguimos sin usar frutos secos de ningún tipo. Pero en casa normalmente tengo por lo menos algunos frutos secos diferentes en mis reservas ocultas para comer al vuelo, y esta es una receta que revela una pasión por las nueces pecán que no puedo permitirme en la panadería. Es una receta algo intensa, así que deberías guardarla en el apartado «Al diablo con mi dieta». Cierra los ojos y a por ellos.

Precalienta el horno a 190 °C. Unta ligeramente con aceite 8 huecos de un molde de 12 muffins y resérvalo.

En un cuenco pequeño, mezcla el azúcar y la canela. Reserva.

Coloca entre 2 láminas de papel de hornear la masa y extiéndela formando un rectángulo grande de 38 x 18 cm. Retira el papel de hornear y corta la masa por la mitad en sentido longitudinal. Unta cada lado con 2 ½ cucharadas de la mantequilla derretida, espolvorea con el azúcar y la canela, y corona con ¾ de taza (65 g) de nueces pecán (si las usas), distribuyéndolas equitativamente entre las dos piezas de masa. Enrolla cada lado formando un tronco y córtalo en rodajas de 8 cm. Coloca cada rodaja en un hueco de muffin. Unta con las 3 cucharadas de mantequilla derretida restantes, luego con el sirope de agave, y corónalos con el ¼ de taza (20 g) de nueces pecán restante.

Hornea 12 minutos y luego gira el molde 180 grados. Hornéalos hasta que estén bien dorados (10 minutos). Deja enfriar los bollitos de nueces pecán en el molde 10 minutos antes de servir.

8 raciones

Aceite de coco sin aroma, derretido, para engrasar el molde

½ taza (110 g) de azúcar vegano

2 cucharaditas de canela molida

1 receta de masa de hojaldre normal (pág. 110)

½ taza (110 g) de mantequilla derretida (pág. 133)

1 taza (85 g) de nueces pecán picadas (opcional)

¼ de taza (90 g) de sirope de agave

budín de plátano y tofe

Lo he tenido en mi cabeza durante años. Creo que lo que me frenaba a la hora de intentarlo era que parecía demasiado complicado. ¿Quién tiene tiempo para eso? Es verdad que hay más ingredientes aquí que en la mayoría de las otras recetas de BabyCakes. Pero en realidad esto es lo único intimidante. ¡Además, al final obtienes algo tan glorioso que los demás se sienten demasiado intimidados para hacerlo! Ventaja: serás un héroe. Inconveniente: te pedirán que lo hagas para todas las fiestas hasta el fin de los tiempos.
Puedes sustituir el sirope de agave por 1 taza (225 g) de azúcar vegano o de azúcar de coco (210 g) si lo prefieres, pero asegúrate de añadir poquito a poco un chorrito de agua caliente a la masa para que se suelte un poco y se asemeje a una masa para hacer tortitas.

Precalienta el horno a 165 °C. Engrasa doce cazuelitas de 8 cm con aceite, colócalas sobre una fuente de horno y resérvala.

En una olla mediana, lleva a ebullición la taza de agua. Añade los dátiles, reduce el fuego y déjalos hervir a fuego lento hasta que el líquido se evapore, 9 minutos. Retira del fuego y escurre el líquido sobrante.

En un cuenco mediano, mezcla la harina, el cacao en polvo, el polvo de hornear, el bicarbonato sódico, la goma xantana y la sal. Añade el sirope de agave, la leche de coco, el aceite, el agua templada y la vainilla y bátelo hasta formar una masa espesa. Incorpora los dátiles y el plátano. Llena aproximadamente dos tercios de cada cazuelita con la masa.

12 raciones

- 1/3 de taza (70 g) de azúcar de coco sin aroma, derretido, y un poco más para untar
- 1 taza (225 g) de agua
- 1/2 taza (90 g) de dátiles sin hueso picados toscamente
- 2 tazas (280 g) de harina normal sin gluten Bob's Red Mill
- 3 cucharadas (20 g) de cacao en polvo sin azúcar
- 1 ½ cucharaditas de polvo de hornear
- 1 cucharadita de bicarbonato sódico
- 3/4 de cucharadita de goma xantana
- 1 cucharadita de sal
- 2/3 de taza (220 g) de sirope de agave
- 1/2 taza (120 g) de leche de coco
- 1/4 de taza (55 g) de agua templada
- 1 cucharada (15 g) de extracto de vainilla puro
- 1 plátano mediano picado toscamente

TOFE

- 1/4 de taza (55 g) de mantequilla (pág. 133)
- 1/4 de taza (60 g) de leche de coco
- 2 cucharadas (30 g) de agua
- 2 cucharaditas de extracto de vainilla puro
- 3/4 de taza (170 g) de azúcar vegano
- Una pizca de sal

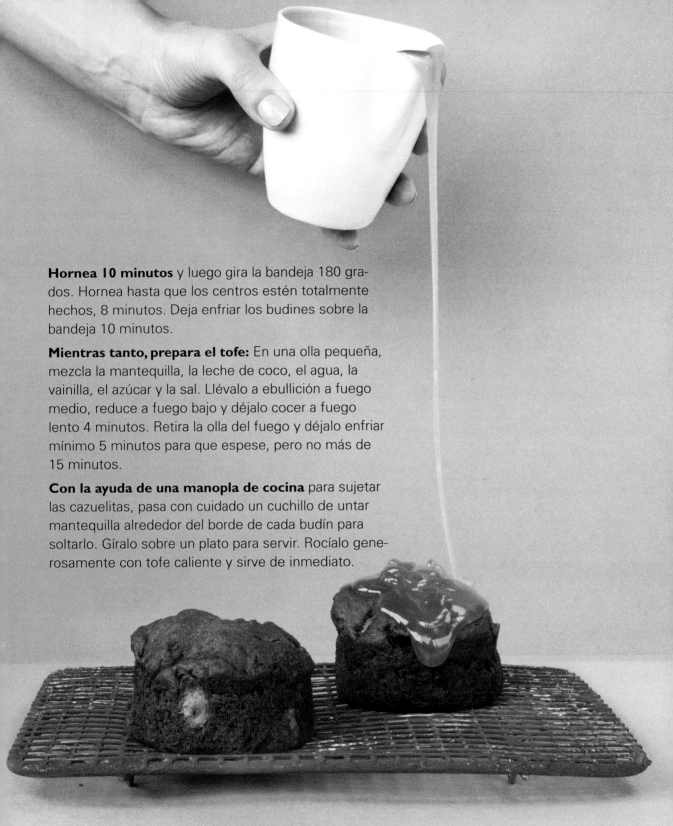

Hornea 10 minutos y luego gira la bandeja 180 grados. Hornea hasta que los centros estén totalmente hechos, 8 minutos. Deja enfriar los budines sobre la bandeja 10 minutos.

Mientras tanto, prepara el tofe: En una olla pequeña, mezcla la mantequilla, la leche de coco, el agua, la vainilla, el azúcar y la sal. Llévalo a ebullición a fuego medio, reduce a fuego bajo y déjalo cocer a fuego lento 4 minutos. Retira la olla del fuego y déjalo enfriar mínimo 5 minutos para que espese, pero no más de 15 minutos.

Con la ayuda de una manopla de cocina para sujetar las cazuelitas, pasa con cuidado un cuchillo de untar mantequilla alrededor del borde de cada budín para soltarlo. Gíralo sobre un plato para servir. Rocíalo generosamente con tofe caliente y sirve de inmediato.

pretzels de azúcar y canela

Este es el postre menos dulce que haya hecho nunca. Se parece al famoso y excepcional *churro* mexicano, aunque tiene un nombre más aburrido (no hay nada que supere la palabra churro, salvo quizás su prima hermana, la *chimichanga*). Estos pretzels conllevan unas cuantas instrucciones más de las que suelo darte, pero no son nada difíciles. Hornéalas a docenas si participas en un evento al aire libre, o si organizas alguno.

Prepara los pretzels: En un cuenco pequeño, mezcla el agua caliente, 1 cucharada del azúcar y la levadura y controla la mezcla hasta que burbujee, unos 10 minutos. Incorpora el aceite de coco.

En un cuenco mediano, mezcla las harinas, las 5 cucharadas de azúcar restantes, la goma xantana y la sal. Añade la mezcla de levadura y la vainilla, y con la ayuda de una espátula de goma, remueve hasta formar una bola de masa firme. Si la masa está demasiado húmeda, añade más harina de arroz en tandas de 1 cucharada hasta lograr unirla. Cubre la masa con un paño y déjala levar en la encimera 1 hora. Envuelve la masa en film transparente y refrigérala 2 horas.

Forra 2 bandejas de horno con papel de hornear, pincélalas ligeramente con aceite y resérvalas. Prepara el azúcar y la canela: mezcla el azúcar y la canela en un cuenco pequeño, bátelos y reserva.

14 unidades

PRETZELS

³/₄ de taza (225 g) de agua caliente (a unos 50 °C)

6 cucharadas (85 g) de azúcar vegano

2 ¼ cucharadas de levadura seca activa

2 cucharadas (30 g) de aceite de coco sin aroma, derretido, y un poco más para engrasar la bandeja

1 ³/₄ tazas (245 g) de harina de arroz integral, o más si es necesario, y un poco más para extender la masa

1 taza (140 g) de harina normal sin gluten Bob's Red Mill

1 cucharadita de goma xantana

1 cucharadita de sal

2 cucharaditas de extracto de vainilla puro

3 cucharadas (45 g) de bicarbonato sódico

AZÚCAR Y CANELA

1 taza (225 g) de azúcar vegano

2 cucharadas (25 g) de canela molida

Retira la masa de la nevera, desenvuélvela y divídela en 14 bolas del tamaño de una pelota de ping-pong. Amasa cada bola formando una cuerda de unos 25 cm de longitud. Retuerce cada cuerda dándole forma de pretzel, presionando con fuerza los extremos unidos para que conserve su forma. Colócalas sobre la bandeja preparada.

Precalienta el horno a 200 °C.

En una olla grande, lleva a ebullición 8 cm de agua a alta temperatura y añade el bicarbonato sódico. Reduce a fuego bajo. Introduce un pretzel en el agua y hiérvelo 45 segundos. Gíralo con unas pinzas y cuece el otro lado 30 segundos más. Traslada el pretzel a una rejilla para que se escurra. Cuando el pretzel esté completamente escurrido, pásalo por el azúcar y la canela y luego devuélvelo a la bandeja de horno. Repite el proceso con la masa restante, colocando los pretzels hervidos y rebozados a una distancia de 3 cm entre ellos.

Hornea 5 minutos y luego gira las bandejas 180 grados. Hornéalos hasta que estén dorados, 5 minutos. Déjalos enfriar sobre la bandeja 10 minutos antes de servirlos.

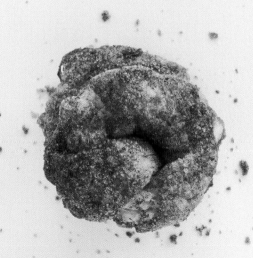

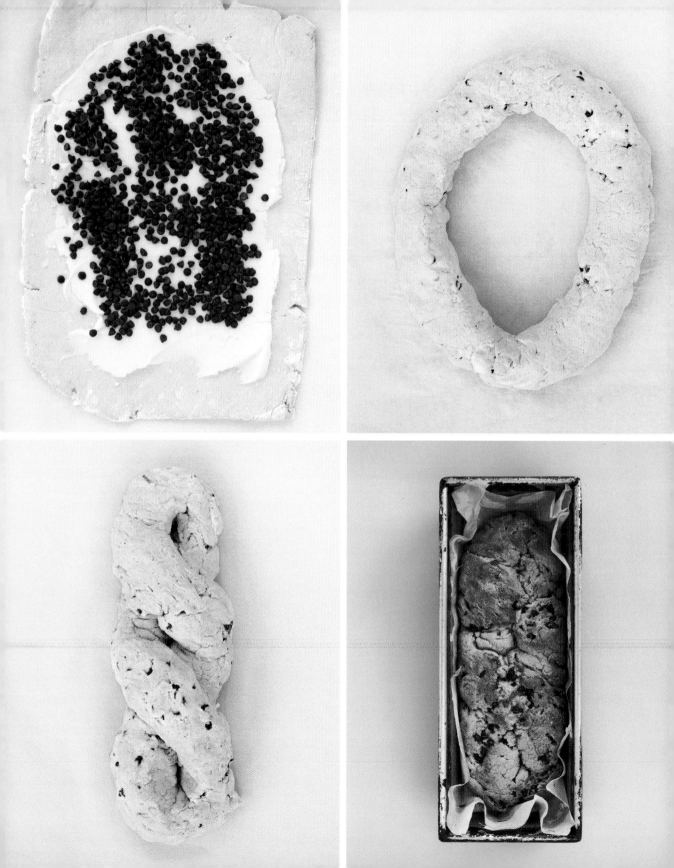

babka de chocolate

Había finalizado la creación de las recetas para este libro y estaba mariposeando por la tienda de comestibles del barrio, deleitándome con la idea de que había acabado. Y entonces vi el «babka de chocolate». Lo metí en mi cesta. En casa le di un trocito a mi marido, y una esquinita a mi hija. Vi como sus ojos brillaban en el preciso instante en que lo probaban. Al día siguiente, en la panadería elaboré esta versión y añadí la receta al libro.

Coloca entre 2 hojas de papel de hornear la masa de hojaldre y extiéndela formando un rectángulo de 35 x 20 cm y de 1 cm de grosor. Retira el papel de hornear superior y coloca el lado más largo de la masa lo más cerca posible de ti.

Extiende la mantequilla sobre la masa, dejando un borde de 1 cm. Espolvorea encima el chocolate y el azúcar. Desliza un cuchillo para mantequilla por debajo de la masa para soltarla del papel, y luego enróllala formando un tronco, pellizcando los bordes para sellarlo. Une los extremos del tronco formando un anillo, y pellízcalos para sellarlos. Envuelve el anillo de masa en film transparente, colócalo sobre un plato y refrigéralo 1 hora.

Retira la masa de la nevera, desenvuélvela con cuidado y retuerce dos veces todo el anillo. Colócalo sobre un trozo de papel de hornear, sujeta ambos extremos del papel y traslada la masa a un molde para pan de 18 x 10 x 8 cm. Déjalo levar a temperatura ambiente, cubierto ligeramente con un paño durante 1 hora.

Precalienta el horno a 325 °C.

Mezcla el aceite y el sirope de agave, unta la superficie de la masa con la mezcla y espolvoréala con azúcar.

Hornea 25 minutos y luego gira el molde 180 grados. Hornea hasta que la superficie esté dorada, 20 minutos. Déjalo enfriar en el molde 20 minutos antes de servir.

pan de molde de 18 x 10 x 8 cm

- ½ masa de la receta de hojaldre normal (pág. 110)
- 4 cucharadas (55 g) de mantequilla derretida (pág. 133)
- ½ taza (110 g) de pepitas de chocolate vegano semiamargo *Enjoy Life*
- 2 cucharadas (30 g) de azúcar vegano, y un poco más para espolvorear
- 3 cucharadas (40 g) de aceite de coco sin aroma derretido
- 1 cucharada (20 g) de sirope de agave

galletas shortbread

Incluso en su simplicidad, o quizá debido a ella, esta galleta es más elegante que otras. Para mí es la galleta que las reinas comen sentadas en lo alto de unos tronos grandes y estrafalarios mientras dan órdenes con un solo movimiento de cejas, en silencio. Si sientes una necesidad imperiosa de experimentar con ellas (créeme, tú y yo somos iguales), prueba a añadir pepitas de chocolate o nueces. Procura picarlas en trocitos lo bastante pequeños.

Precalienta el horno a 165 °C. Forra 2 bandejas de horno con papel de hornear y resérvalas.

En un cuenco mediano, mezcla la harina, el azúcar, el arruruz, la goma xantana y la sal. Añade el aceite y la vainilla y con la ayuda de una espátula de goma, remueve hasta formar una masa. Si la masa queda demasiado desmigajada, añade unas cuantas cucharadas de agua. Envuelve la masa en film transparente y refrigérala 1 hora.

Retira la masa de la nevera, desenvuélvela y colócala entre 2 trozos de papel de hornear. Extiende la masa hasta que tenga unos 6 mm de grosor. Retira el papel de hornear, y con un cortador de galletas de 5 cm, corta las galletas de la forma deseada y distribúyelas en las bandejas de horno preparadas.

Hornea hasta que estén ligeramente doradas, unos 12 minutos. Deja enfriar las galletas sobre las bandejas 5 minutos antes de servirlas.

45 unidades

2 tazas (280 g) de harina de arroz integral

1 taza (225 g) de azúcar vegano

2/3 de taza (80 g) de arruruz

1 cucharadita de goma xantana

1 cucharadita de sal

3/4 de taza (170 g) de aceite de coco sin aroma, derretido

2 cucharadas (30 g) de extracto de vainilla puro

galletas de té

¿Conoces a esa chica que siempre está dando sorbitos a una cola light? Puede que la veas subida a un telesquí, o comprando fruta para un pícnic, o saliendo del gimnasio a las ocho de la mañana, o parando un taxi de madrugada a la salida de la discoteca: ella siempre con una cola light. Esa soy yo, salvo que mi cola light es un té (no me gusta la cola light). He añadido algunos tés a la masa de galletas shortbread porque me pirran sus sabores.

Earl Grey: Añade 2 cucharadas (8 g) de hojas de té Earl Grey secas y 1 cucharadita de cardamomo molido a la masa acabada. Una vez horneadas y enfriadas, espolvorea ligeramente las galletas con azúcar glas vegano.

Chai de chocolate: Añade 1 cucharada (6 g) de mezcla de especias para masala chai molidas y 1 taza (160 g) de chips de chocolate vegano a la masa acabada.

Manzanilla y lavanda: Añade 2 cucharadas (5 g) de infusión de manzanilla y 1 cucharadita de lavanda comestible a la masa. Después de colocar las galletas cortadas sobre la bandeja de horno, espolvoréalas con azúcar vegano para añadirles textura.

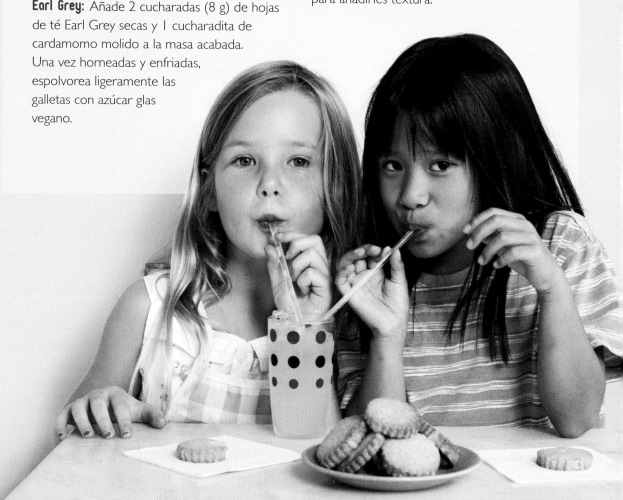

galletas de azúcar y limón

Puedo sentarme en una silla mirando a la pared durante horas mientras como estas galletas y sorbo una taza de té. Son delicadas pero saciantes, afrutadas pero sin ser empalagosas. Las veo como comida reconfortante para aquellos que estamos más interesados en los dulces que en la lasaña o en un bol de chile con carne. No es que haya nada malo en ninguna de esas cosas. Pero me quedo con las galletas.

En un procesador de alimentos, tritura las harinas, el azúcar glas, la ralladura de limón y la goma xantana. Añade el aceite y sigue procesando hasta que la masa se vuelva arenosa. Añade la compota de manzana, la vainilla y el extracto de limón y sigue procesando hasta que la masa esté completamente unida. Si la masa está demasiado húmeda, añade más harina de arroz en tandas de 1 cucharada. Envuelve la masa en film transparente, amásala formando un tronco de 4 cm de anchura y refrigéralo hasta que esté firme, unas 2 horas.

Precalienta el horno a 180 °C. Forra una bandeja de horno con papel de hornear y resérvala.

Extiende el azúcar granulado sobre un trozo de papel de hornear. Retira el tronco de la nevera, desenvuélvelo y rebózalo con el azúcar hasta que esté totalmente cubierto. Corta el tronco en rodajas de 6 mm de grosor y colócalas sobre una bandeja de hornear dejando unos 3 cm de distancia entre ellas.

Hornea 7 minutos, y luego gira la bandeja 180 grados. Hornea hasta que las galletas estén doradas, 5 minutos. Deja enfriar las galletas sobre la bandeja 5 minutos antes de servir.

36 unidades

- 1 ½ tazas (210 g) de harina normal sin gluten Bob's Red Mill
- ½ taza (70 g) de harina de arroz integral, o más si es necesario
- 1 taza (100 g) de azúcar glas vegano
- 1 cucharada (30 g) de ralladura de limón
- 1 ½ cucharaditas de sal
- 1 cucharadita de goma xantana
- ¾ de taza (170 g) de aceite de coco sin aroma, derretido
- ⅓ de taza (80 g) de compota de manzana sin azúcar
- 2 cucharadas (30 g) de extracto de vainilla puro
- 1 cucharada de extracto de limón
- ½ taza (110 g) de azúcar vegano granulado para rebozar

agradecimientos

Esta página debería ser la más fácil y más divertida de escribir, pero es la que encuentro más difícil y con diferencia. Es imposible abarcar todo y expresar lo importantes que son todas estas personas para mí.

MI MÁS PROFUNDO AMOR, AFECTO Y AGRADECIMIENTO PARA...

My querida hija, Halsey Valentine. No puedo expresar en este espacio todo lo que eres para mí. *Todo* es una palabra demasiado pequeña.

Mi dulce, paciente, magnífica y hermosa agente, Kim Witherspoon, y la estupenda Allison Hunter, en Inkwell. Os estoy enormemente agradecida a ambas. Hacéis que todo parezca mucho más fácil de lo que es, lo sé.

Pam Krauss, Rica Allannic y Jane Treuhaft, de Clarkson Potter. Os estoy muy agradecida por ofrecerme un espacio para hacer lo mío, pero no demasiado, para que no perdiera el rumbo y lo convirtiera en un rincón solitario y engorroso. Todos los autores deberían ser así de afortunados. Gracias a todo el equipo de Clarkson Potter: Ashley Tucker, Patricia Shaw, Heather Williamson, Carly Gorga, Sean Boyles, Doris Cooper y Aaron Wehner.

Mi socia, amiga y colaboradora Sabrina Wells. Tú eres la razón por la que hemos sido capaces de construir todo esto. Gracias por regalarme tu confianza, ¡y por concederme tiempo libre para hacer todas esas cosas de negocios que en realidad odias hacer! Gracias también por ser tan psicótica con eso de que la gente mantenga limpia su zona de trabajo.

Mi hermosa hermana, Elizabeth Christie. Gracias por llevar con gracia y soltura los tres billones de bits del negocio de la *bakery* que yo desparramé sobre tu perfil laboral. Eres irremplazable.

Eddie, Kristi, y el resto de panaderos de BabyCakes que habéis probado con paciencia mis recetas primerizas para resolver los errores. Aunque algunas de esas recetas primerizas eran de chiste, mantuvisteis la compostura y me hicisteis comentarios muy honestos. ¡No doy para tanto abrazo!

Mi querido equipo de la *bakery*, incluyendo, pero no limitado a nuestra esforzada embajadora de Disney World Emily Woesthoff y nuestras directoras generales Gretchen Capitan de Los Ángeles y Amy Lachenauer de Nueva York. Sois el corazón de la *bakery* y no puedo vivir sin vosotras. Gracias por ser perfectas.

Los fotógrafos de prodigioso talento Clarke Tolton y Davide Luciano, la estilosa estilista gastronómica Claudia Ficca, y la estilista auxiliar con vista de lince Maeve Sheridan. Gracias por aportar vuestra creatividad activa e inspirada en esta colaboración. Estoy fascinada por vuestra interpretación de las recetas. Podría llorar.

Muchas gracias a Sofía Reino por probar las recetas y por sus reflexiones.

Mis hermanas, mis hermanos y mi madre. En todo lo que hago, siento vuestra presencia y vuestro apoyo rodeándome. Gracias por darme vuestro amor y vuestro apoyo sin límites.

A mi difunto padre, Franck McKenna. Gracias por inculcarme un profundo respeto por los postres y animarme siempre a pedir todo el menú de postres, diciendo «¡Te lo mereces!». Te echo muchísimo de menos.

Sería una sombra de mí misma muerta de cansancio sin mi sueño de un salón de belleza, así que ¡gracias a Dina Gregg y Sera Sloane por sacarme brillo tal como a mí me gusta!

Nuestros encantadores clientes. De verdad, me alimentáis a mí y a mi panadería tanto como os alimentamos nosotros. Gracias por no flaquear nunca en brindarnos vuestro apoyo y expresarnos siempre vuestro amor.

Mi marido, Chris Cechin-De la Rosa. Gracias por cuidarme con tanto cariño y paciencia. Lo conseguimos. Otra vez. Te quiero.

157

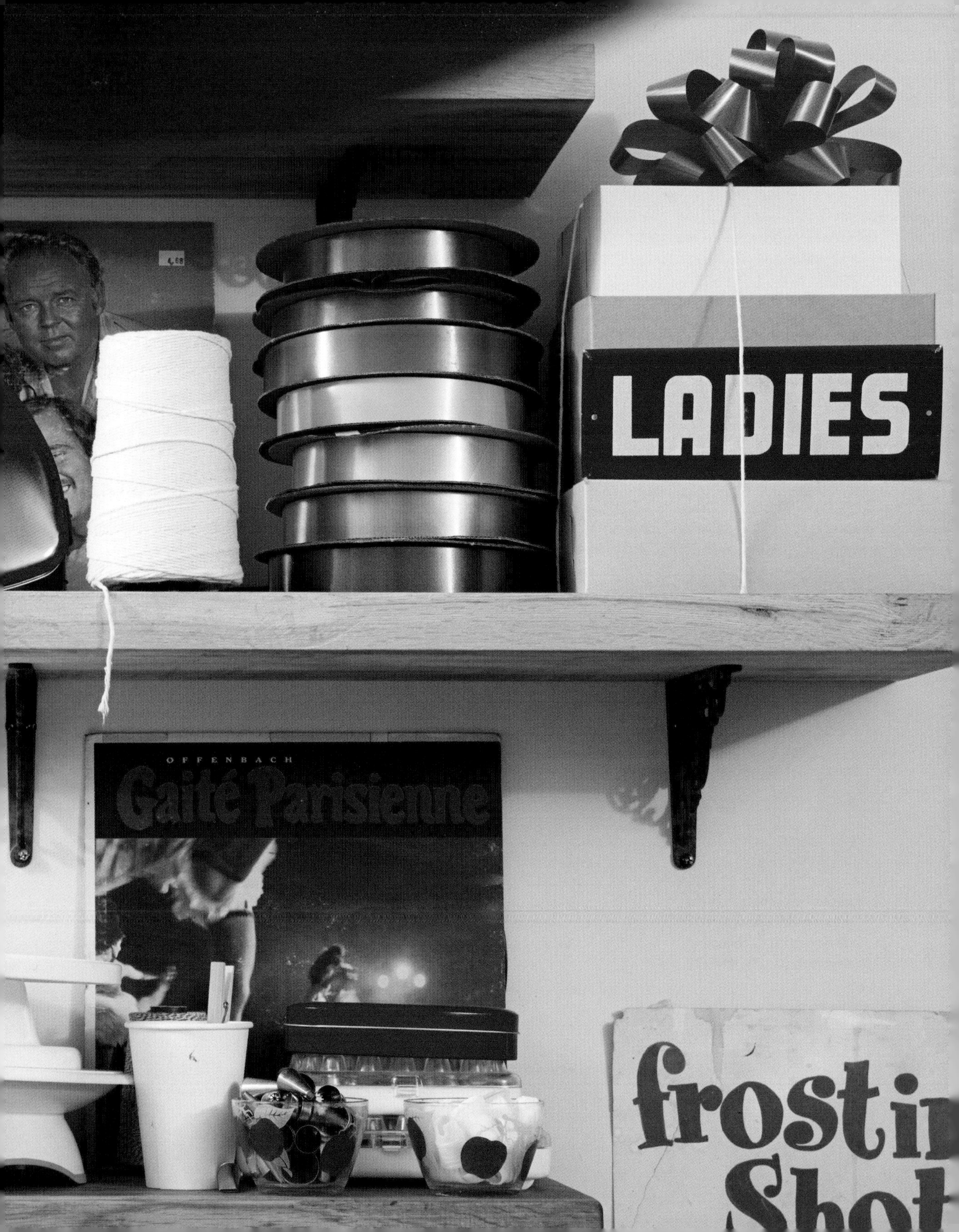
LADIES
OFFENBACH
Gaité Parisienne

índice